AF385370

DU GUACO

ET DE

SES EFFETS PROPHYLACTIQUES ET CURATIFS

DANS LES MALADIES VÉNÉRIENNES

———

INFLUENCE DE L'ALCOOLÉ DE GUACO

DANS LE PANSEMENT DES PLAIES GANGRÉNEUSES, PSEUDO-MEMBRANEUSES
DU PHLEGMON DIFFUS, DES ULCÈRES VARIQUEUX, ETC.

PAR

NOËL PASCAL

(des Basses-Alpes)

AVEC DES OBSERVATIONS CLINIQUES

De MM. **Ph. RICORD**, ex-chirurgien en chef de l'hôpital du Midi, membre de l'Académie impériale de médecine, etc., etc. **COSTILHES**, chirurgien de Saint-Lazare; **BAUCHET**, **Ad. RICHARD**, chirurgiens des hôpitaux, agrégés à la Faculté de médecine; **HUMBERT**, professeur de chimie, lauréat de l'Académie de médecine; **DEPAY**, ex-chirurgien en chef de l'Antiquaille (Lyon); **MELCHIOR ROBERT**, chirurgien en chef des hôpitaux de Marseille; **D. CALVO**, médecin des prisons de la Seine; **BERENGER**, chirurgien de la marine impériale, etc., et de plusieurs membres du corps médical italien : **GALLIGO**, **GRILLI**, **PELLIZARI**, etc.

EXTRAIT DES

MÉMOIRES ADRESSÉS A L'ACADÉMIE IMPÉRIALE DE MÉDECINE

Séances des 20 mai 1860 et 29 octobre 1861.

> Ce ne sont pas les hypothèses qui guérissent, mais seulement les remèdes dont l'expérience a confirmé les vertus.
> BAGLIVI.

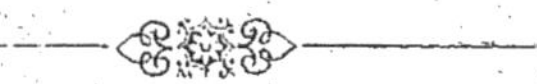

PARIS

CHEZ J.-B. BAILLIÈRE ET FILS

LIBRAIRES DE L'ACADÉMIE IMPÉRIALE DE MÉDECINE

19, RUE HAUTEFEUILLE, 19

1863

Nous publions aujourd'hui les principales parties des mémoires que nous avons présentés à l'Académie de Médecine (1860 et 1861) sur les propriétés hygiéniques et médicales de l'*alcoolé de Guaco*.

Cette publication n'a d'autre but que celui de vulgariser l'emploi d'un agent thérapeutique longuement expérimenté dans les hôpitaux par des médecins et des chirurgiens dont l'opinion fait autorité dans la science médicale.

Nous espérons que le résumé des expériences relaté dans cet écrit sera suffisant pour montrer l'importance réelle de l'*alcoolé de Guaco* tel que nous l'avons formulé.

Nous désirerions aussi prévenir, par notre publication, l'emploi des falsifications qu'on a déjà faites de ce produit, falsifications toujours inefficaces et souvent préjudiciables (1).

Paris, Mars 1863,

N. Pascal (des B.-Alpes).

(1) Voir page 31, l'observation de M. le docteur Diday (de Lyon).

DU GUACO

ET DE SES EFFETS CURATIFS

DANS

Diverses formes des Maladies Vénériennes

En adressant à l'Académie de médecine les résultats de recherches longtemps poursuivies sur le guaco, notre but est d'appeler l'attention de la
savante Compagnie sur les précieuses propriétés d'une plante, que ses vertus spéciales recommandent dans le traitement des accidents primitifs de la
syphilis et de quelques autres formes des maladies vénériennes. Nous ferons
encore mieux ressortir l'importance de ce nouvel agent thérapeutique, en
disant qu'il jouit, non-seulement de propriétés curatives, mais qu'il a aussi
le pouvoir de prévenir le développement de lésions dont les conséquences
sont souvent si funestes et contre lesquelles la prophylaxie est encore à l'é-
tat d'ébauche. Le guaco, nous espérons le montrer, intéresse donc en
même temps la thérapeutique et l'hygiène.

Nous étudierons successivement, dans ce travail, les caractères botani-
ques des plantes que l'on confond sous le nom générique de *guaco*, la
composition chimique du guaco, le mode d'emploi et les effets du médicament. Nous terminerons en mettant sous les yeux de l'Académie les notes

et les observations que nous devons à l'obligeance de plusieurs médecins et chirurgiens français et italiens, MM. Zanetti, Galligo, Pellizzari, Grilli, Melchior Robert, Bauchet, Diday, Rollet, Boys-de-Loury, Costilhes, Béranger, Bonaric, Ad. Richard, Calvo et enfin M. Ricord, etc, etc, qui ont bien voulu nous prêter leur assistance et nous encourager dans nos essais. Nous leur adressons ici nos plus vifs remerciements pour leur bienveillant et précieux concours.

HISTOIRE NATURELLE DU GUACO

Plusieurs plantes se disputent la dénomination de *Guaco ;* il en est trois surtout dont les droits ont été soutenus par des botanistes également célèbres, aussi les décrirons-nous avec quelque soin : nous voulons parler du *Mikania guaco* (Humboldt et Bonpland), du *Spilanthes ciliata* (Kunth) et du *Comoclodia dentata* (Linné).

MIKANIA GUACO, Syn (1). *(Eupatorium guaco,* guaco ou huaco de la Nouvelle-Grenade, véjuco, béjuco, etc., etc.)

L'*Eupatorium guaco* est une plante de la famille des Synanthérées; tribu des Corymbiféres; il croît naturellement dans les plaines de la vallée du *Rio de la Magdalena,* du *Rio Cauca,* du *Choco,* de *Barbacoas.* Humboldt et Bonpland, qui ont donné les premiers une bonne description de cette plante, l'ont aussi rencontrée dans la région tempérée, à *Tuffagafuga,* à 1,808 mètres de hauteur, où le thermomètre centigrade se maintient entre 17° et 22°. Sous les tropiques, on peut cultiver le guaco à des hauteurs de 2,800 mètres, dans des régions où la température baisse jusqu'à 5°.

Suivant la tradition conservée par les indigènes de ces contrées, il paraît que la découverte de cette plante est due à une espèce de milan, décrit par Catesby, sous le nom de *faucon-serpent,* et dont le cri désagréable et monotone imite la prononciation du mot *guaco,* ce qui lui a fait donner ce nom par les indigènes qui prétendent que, par ce cri, il attire les serpents dont il fait sa nourriture. Ils joignent à cette tradition beaucoup d'autres fables, mais il est de fait que le *guaco* poursuit ces reptiles partout où il peut les découvrir. Les habitants assurent que, pour s'en saisir avec sûreté, l'oiseau commence par mâcher quelques feuilles de guaco, et par en répandre le suc sur son plumage. Nous avons consulté plusieurs personnes originaires de la Nouvelle-Grenade, entre autres un élève de l'École des Mines, à Paris; toutes nous ont affirmé qu'elles connaissaient l'oiseau dont il est ici question.

(1) Humboldt et Bonpland, *Plantes équinoxiales,* II, 84, tab. 104.

Le Guével de La Combe, *Journ d'agricult. des Pays-Bas,* XV, 90 (1823).

Descourtilz, *Flore pittoresque et médicale des Antilles,* III, 211 (1827)

Willdenow, *Spec. plant.,* III (1742).

Pedro d'Orbiès y Vargas, *Philosophical Magazine,* XII, 36.

Kunth, *Nov. gen. et species plant.,* IV, 136 (1820).

Quoi qu'il en soit de l'étymologie du mot *guaco*, voici les caractères assignés au *Mikania guaco* par Humboldt et Bonpland.

Racine vivace, très-rameuse, s'enfonçant profondément dans la terre ;

Tige herbacée, cylindrique, grimpant sur les arbres à trente pieds (10 mètres) de hauteur ;

Rameaux opposés, couverts, dans leur partie supérieure, d'une légère pubescence ;

Feuilles opposées, ovales, longues de quatre à six pouces (15 centimètres), sur deux ou trois de largeur, marquées sur les bords par des courbures peu sensibles et légèrement dentelées, prolongées en angle aigu sur le pétiole, pointues au sommet, rarement acuminées, glabres en dessous, marquées de veines peu saillantes, âpres en dessus, très-minces, membraneuses;

Pétioles grêlés, longs d'un ou de deux pouces (5 centimètres), embrassant en partie la tige, et presque réunis par leur base, convexes en dehors, et marqués intérieurement d'un sillon peu profond ;

Corymbe terminal, composé d'un très-grand nombre de fleurs, et situé à l'extrémité des jeunes rameaux.

Fleurs, d'un blanc terne, rassemblées par petits faisceaux pédicellés ;

Calice composé de quatre folioles, renfermant quatre fleurs ou fleurons hermaphrodites ; folioles lancéolées, membraneuses ;

Fleurons : tube grêle, cylindrique, de même longueur que le calice : limbe en forme de cloche, divisé en cinq parties égales ;

Étamines : cinq renfermées dans la corolle; Anthères réunies en tubes ;

Pistil : ovaire linéaire : style simple; deux stigmates blancs, écartés l'un de l'autre ;

Graine cunéiforme, couronnée par une aigrette sessile, rougeâtre et composée d'un grand nombre de rayons couverts de poils courts.

Le Guaco est très-vivace il croît de préférence le long des ruisseaux et dans les lieux ombragés.

Le genre Mikania, ajoutent Humboldt et Bonpland, a été établi par le professeur Willdenow, qui en a donné le caractère à la page 1742 du troisième volume. *(Species plant.)*

Ce genre renferme plusieurs espèces qui, jusqu'alors, avaient été placées parmi le genre Cacalsa, mais surtout dans celui décrit sous le nom d'*Eupatorium* (1).

C'est le suc de *Guaco* ou l'extrait de cette plante, qui, pris intérieurement, rend nuls les effets funestes de la morsure des serpents. La quantité qu'on doit prendre de ce suc n'est pas déterminée ; mais lorsqu'on se trouve dans le cas d'en faire usage, après avoir été piqué par un animal venimeux, il est très-utile d'appliquer aussi sur la partie blessé un cataplasme formé des feuilles de ce végétal et de le renouveler souvent.

Toutes les parties du Mikania dégagent une odeur forte, pénétrante et nauséabonde : c'est sans doute à ces principes que sont dues ses propriétés. Nous

(1) Gavanilles., *Icon*, vol. III, pag. 19.
  Vid. Diario de Santa-Fé, *Semanario de agricultura ;*
  Anales de ciencias naturales.

avons rencontré plusieurs espèces du même genre qui ont une odeur plus
ou moins forte : il serait curieux de s'assurer si elles ont les mêmes propriétés, comme toutes les espèces de quinquina jouissent plus ou moins des
propriétés fébribuges.

D'après Martius (1), une plante du même genre, l'*Eupatorium Aya-Pana*,
que l'on a quelquefois confondue avec le vrai guaco, originaire de la rivière
des Amazones, et introduite au Brésil et à l'Ile-de France par Augustin Bau-
tin, 1797, jouit des vertus spéciales analogues à celles de l'espèce précédente.
Ses feuilles pilées ont été appliquées avec avantage sur des ulcères sordides,
et, dit-on, aussi sur les morsures des serpents.

SPILANTHES CILIATA (2) (*Guaco incolarum*). Cette plante de l'Amérique
méridionale porte le nom de *guaco* comme l'*Eupatorium guaco*. Le docteur
Guillemin la regarde même comme le véritable *guaco*, si célèbre par ses propriétés efficaces contre la morsure des serpents venimeux. « En effet, dit-il,
» Mutis ne connaissait pas le *Mikania guaco*, lorsque, en présence de plusieurs
» naturalistes colombiens, il laissa piquer un peintre de sa société par un
» serpent regardé comme très-venimeux. » Contrairement à cette opinion,
nous pensons, avec Mérat et de Lens, que Mutis pouvait connaître la plante
de Humboldt et Bonpland sans l'avoir décrite, et, d'ailleurs, il ne connaissait pas davantage le *Spilanthes ciliata*, qui a été découvert aussi par les
mêmes voyageurs et décrit seulement par Kunth un peu plus tard. Ainsi la
probabilité du vrai *guaco* reste en faveur du *Mikania guaco*. — Voici, d'après
Kunth, les caractères du *Spilanthes ciliata* de la famille des synanthérées.
Nous ne traduisons point, préférant conserver le bénéfice de cette forme
concise qui est une des prérogatives de la langue latine.

Crescit prope Chipo et Santa-Fé de Bogota, alt. 1360. Hex. ⊙ Floret augusto.
Herba ramis oppositis, quadrangularibus, glabris; junioribus hispidulis. Folia
opposita, petiolata, ovata, acuminata, basi paulo angustata, grosse dentata, reti-
culato-triplinervia, membranacea, ciliata, glabra. 28-30 lineas longa, 15-16 lineas
lata. Petioli membranacei, hispido-ciliati, circiter quinque lineas longi. Pedun-
culi terminales, demum alares, solitarii, glabri, tri-aut quadripollicares. Flores
erecti, magnitudine floris Matricariæ Chamomillæ; radio abbreviato. Involucrum
6-7 phyllum; foliolis ovatis aut ovato-oblongis, acutis, integerrimis, planis, membranaceis, nervosis, glabris virescentibus, patulis, subæqualibus, flore triplo
brevioribus. Receptaculum conicum, poleaceum; paleis lineari-oblongis, obtusis.
carinatis, glabris, tenuissime membranaceis, subtrinerviis, diaphanis, albidis,
Flosculi disci creberrimi, tubulosi, hermaphroditi; radii nonnulli, ligulati, feminei. Flosculi hermaphroditi. Corolla flava, glabra; tubo brevi. Limbo infun_
dibuliformi-campanulato, quinquedentato, quinquenervio; dentibus oblato-
oblongis, acutiusculis, enerviis, recurvatis. Antheræ violaceo-nigricantes, in-
clusæ. Ovarium obovato-cuneatum, compressum. Stylus glaber inclusus. Stigma
bipartitum; laciniis crassiusculis, puberculis, patulis. Akenium immaturum,
obovatum compresso complanatum, læve, nigricans, fimbriato-ciliatum, lineam

(1) Martius, *Plantes du Brésil.*
(2) Kunth. *Nov. gen. et species plant.*, IV, 208 (1820).
Guillemin, *Dict. class. d'hist. nat.*, VII, 553.

longum, apice cristulis duabus minutis piliformibus coronatum. Flosculi feminei; corolla flava, tubo brevissimo, piloso; ligula subrotunda, basi cuneata et cucullata, apice triloba, adjecto tubo sesqui-lineam longa; lobis obtusis, intermedio minore. Ovarium et akena (immatura) ut in flosculis hermaphroditis. Stylus exsertus, glaber. Stigma bipartitum; laciniis patulis, glabris. Akenia matura desiderantur.

Spilanthi fimbriatæ et S. Mutisii valde similis.

COMOLGODIA DENTATA (1). — Au Mexique, dans l'île de Porto-Rico, on appelle *guaco*, *huaco*, ou *guao*, suivant le vocable espagnol, et *tetlathian* suivant le vocable indien, une espèce de *comoclodia*, celle que Linné a désignée sous le nom de *Comoclodia dentata*. Le *Comoclodia integrifolia* ou *brésillet* de quelques auteurs, possède les mêmes propriétés que le précédent; aussi ces deux espèces sont-elles confondues. — Nous allons donner, d'après Descourtilz, les caractères génériques du *Com. dentata*, de la famille des thérébinthacées, vulg. *guao de Cuba*.

Caractères génériques. — Arbre à fleurs polypétalées, ayant des feuilles ailées avec impaires, et des fleurs petites et paniculées. Chaque fleur a : 1° un calice monophyle, coloré, ouvert à trois découpures arrondies; 2° trois pétales ovales pointus, plans, ouverts et plus grands que le calice; 3° trois étamines plus courtes que les pétales et dont les filaments en alène portent de petites anthères à quatre sillons ; 4° un ovaire supérieur ovale, dépourvu de style, à stigmate simple et obtus. Le fruit est une baie oblongue, obtuse, légèrement courbée, marquée de trois à cinq points supérieurement et contenant un noyau membraneux de même figure.

Caractères particuliers. — Feuillage du grand houx, fleurs petites réunies en panicules.

Histoire naturelle. — Cet arbre se rencontre dans plusieurs forêts vierges des Antilles et particulièrement à l'île de Cuba, aux environs de San-Yago et de la Havane, où je l'ai observé. — Les négresses s'en servent comme d'épilatoire.

Caractères physiques. — Le *guao* est un arbre qui s'élève rarement au-delà de vingt pieds ; son tronc est droit, peu épais, et se divise à la hauteur de six pieds en plusieurs branches, dont les courbures sont parallèles et qui soutiennent à leur extrémité des feuilles éparses, garnies d'aiguillons et rapprochées en touffes ouvertes, comme dans le brésillet. Ces feuilles ramassées en rosettes terminales, sont ailées avec impaires, longues d'un pied et demi, luisantes en dessus, composées de six à dix paires de folioles oblongues, acuminées, bordées de dents épineuses, véneuses et un peu cotonneuses en dessous; le bois est vert et distille un suc laiteux très-caustique, dont les émanations sont quelquefois funestes aux ouvriers qui le mettent en œuvre, s'il n'est pas sec.

(1) Mikania guaco. — Loc. cit., p. 136. — Floret maio. Herba volubilis, *graveolens* ramosissima.

(2) Descourtilz. *Flore pitt. et méd. des Antilles*, III, 58 (1827).

Mérat et de Lens, *Dictionnaire de matière médicale*, tome II, 375 (1830).

Il sort de l'aisselle de ces feuilles, des grappes rameuses, paniculées, longues de douze à quinze pouces, pendantes, et chargées d'un grand nombre de fleurs fort petites, rougeâtres, ramassées et comme *sessiles* sur les ramifications des pédoncules communs. Ces fleurs sont quadrifides et tétrandriques; les baies sont vertes et luisantes, de la grosseur des fruits du platane d'Europe.

Analyse chimique. — Le suc du *guao* contient, sur 100 parties, 60 de résine, 3 de gomme, 2 d'*extrait amer* et 35 de débris ligneux. L'action du suc de *guaco* sur l'épiderme est à peu près analogue à celle du nitrate d'argent fondu.

Le Comoclodia intégrifolia est un arbre de 20 à 25 pieds de hauteur. — Rameaux portant des feuilles ailées avec impaires à folioles pétiolées, ovales, couleur pourpre foncée, disposées en grappes axillaires. — A l'époque de la maturité, son fruit est pourpre foncé, de la figure et de la grosseur du fruit de l'arbousier. Il est recherché dans le pays par les jeunes filles, ce qui lui a fait donner le nom de fruit aux vierges. Néanmoins, il serait imprudent de le manger avant sa maturité, car le suc âcre et caustique qu'il renferme alors, en ferait un véritable poison. — Le suc de l'arbre est d'une telle causticité qu'il désorganise la peau et laisse des traces indélébiles; aussi les colons l'emploient-ils pour marquer leurs nègres. Jacquin a très-bien observé à Saint-Domingue les différentes espèces du genre *Comoclodia*.

ANALYSE CHIMIQUE ET PROPRIÉTÉS DU GUACO

Dans la suite de ce travail, nous réserverons spécialement le nom de *guaco* à l'*Eupatorium guaco*, et toutes les fois qu'il sera question des propriétés du *guaco*, nous aurons en vue la composée décrite par Humboldt et Bonpland. MM. Fauré (1) ont successivement entrepris l'analyse chimique du *guaco*. De leurs expériences, il résulte que les feuilles de cette plante sont composées des éléments suivants :

Matière grasse analogue à la cire ;
Chlorophylle ;
Guacine ;
Matière extractive et astringente analogue au tannin ;
Ligneux ;

Leur incinération laisse pour résidu :

Chlorure de sodium et sulfate de soude ;
Sulfate de chaux ;
Phosphate et carbonate de chaux ;
Silice et oxyde de fer.

Le principe immédiat le plus important des feuilles du *guaco*, celui auquel ce végétal doit les propriétés qui le distinguent, est la *guacine*, matière résineuse peu soluble dans l'eau froide, se dissolvant mieux dans l'eau bouillante d'où elle se précipite par le refroidissement, très-soluble dans l'éther et surtout dans l'alcool. Elle possède une saveur amère qui rappelle celle de la plante, une couleur blonde un peu foncée ; elle est sans odeur appréciable et se liquéfie facilement à la chaleur de l'eau bouillante. Les acides azotique, sulfurique et chlorhydrique concentrés la dissolvent avec plus ou moins de facilité, et les deux derniers la laissent déposer quand on les étend d'eau. La guacine ne possède aucune réaction alcaline ; elle se rencontre surtout dans les feuilles du *guaco*, puis dans les tiges tendres ; les tiges dures et ligneuses en contiennent fort peu ; mais elles sont riches en principe astringent. Celui-ci pourrait bien se former au détriment de la guacine, car il n'est abondant qu'à l'époque et dans les parties où celle-ci disparaît plus ou moins. — Cent grammes de feuilles de *guaco* desséchées contiennent environ 1 gram. 56 de guacine ; il est probable que les feuilles fraîches sont plus riches encore. L'alcool dissout mieux la guacine que l'éther ; aussi convient-il parfaitement dans la préparation des produits pharmaceutiques ayant pour base le *mikania guaco*. — Nous avons l'honneur de présenter à l'Académie divers échantillons de guacine extraite du *mikania guaco*.

(1) Fauré. *Journal ph. des sciences acces.*, XXII, 291 (1836).

— 11 —

Les Indiens ont employé le *mikania guaco* bien longtemps avant que ses propriétés fussent connues des Européens. Ils poussaient la crédulité jusqu'à considérer cette plante comme un talisman contre la morsure des serpents. Ce fut du nègre Pio, esclave du cultivateur don Joseph Armero, que Mutis parvint, à force d'adresse, à se faire communiquer le secret par lequel les nègres prétendaient se rendre invulnérables à la morsure des serpents. Le 30 mai 1788, le nègre en question, en présence de plusieurs naturalistes ou artistes colombiens, produisit un serpent réputé très-venimeux, appelé dans le pays *taya-equiz*, et put le manier sans en être mordu; mais un peintre, attaché à Mutis comme dessinateur, fut mordu jusqu'au sang par le reptile; la blessure fut aussitôt frottée avec des feuilles de *guaco*, et l'artiste put, comme à l'ordinaire, poursuivre le dessin de ses plantes. Le corrégidor Vargas, présent à l'expérience, en dressa procès-verbal et rédigea un mémoire que Mutis fit imprimer dans le journal de Santa-Fé, et dont un extrait fut donné dans le *Semanario de Agricultura de Madrid* (1).

Les nègres, pour se rendre invulnérables, prennent deux cuillerées de *guaco* humecté et pilé, pratiquent des incisions entre les doigts de chaque main, les orteils de chaque pied, et les parties latérales de la poitrine, puis ils versent dans chaque blessure le suc de la plante. Mutis n'a pu s'assurer de l'efficacité du *guaco* comme prophylactique, mais il affirme à diverses reprises ses propriétés curatives. Il se plaisait à le cultiver de ses propres mains et répétait que, de toutes ses découvertes, celle du *guaco* était la plus précieuse à ses yeux. Plus tard, il écrivait à un de ses disciples, Zéa : « Personne ne meurt maintenant des morsures de serpent; les chevaux, les moutons, guérissent tout comme les hommes, quand on est à portée de leur faire boire le suc du *guaco*. » Et il ajoute que les essais que le hasard l'a mis à même de faire sont si nombreux qu'on en remplirait des volumes. De Humboldt, dont on ne peut mettre en doute ni la bonne foi ni l'attention nécessaire en semblable matière, a vu un serpent très-venimeux (*Coluber corallinus*, Linn.) détourner la tête à l'approche d'une baguette imprégnée de suc de *guaco*.

D'un autre côté, M. Guyon a renfermé dans un cylindre de verre une jeune vipère, et lui a présenté, à l'extrémité d'un bâton, des feuilles broyées de la plante; bien loin de détourner la tête, le reptile y enfonça ses crochets avec fureur; répétée avec d'autres vipères, cette expérience a toujours eu les mêmes résultats (2).

M. Rufz a expérimenté à diverses reprises le *guaco*, à la Martinique, contre la morsure des serpents, mais toujours sans le moindre succès.

Au contraire, en 1839, le docteur Mendoza (2) admettait que le *guaco* est un spécifique d'une incontestable efficacité.

Pour ajouter une foi entière aux propriétés merveilleuses du *guaco* comme

(1) *Semanario de agricultura y artes, dirigido à los parrocos,* IV, 397 (Madrid, 1798).

(2) Blot. *Thèse de Paris* (1823). Ferrier, *id.* (1838).

(3) *Bulletin de Thérapeutique,* IX, 331.

andidote du venin des serpents il faudrait, dit A. Richard (1), « connaître toutes les circonstances dans lesquelles il a été administré. Cependant plusieurs personnes dignes de foi, et, entre autres, le voyageur Bertero, qui était aussi savant médecin que naturaliste distingué, ont vu répéter par les indigènes des bords de la Magdeleine les expériences de Mutis ; et, sans prétendre expliquer le mode d'action du *guaco*, Bertero pensait qu'on pouvait y avoir une entière confiance. »

Dans la relation d'un voyage à la Nouvelle-Grenade, entrepris par le docteur Julia, M. Élisée Reclus rapporte que l'intrépide voyageur eut souvent à braver de grands dangers. Trois fois mordu par des serpents, il n'en ressentit aucun mal, car, dès son arrivée dans le pays, il avait soin de s'inoculer le *guao* (2). — Dans les forêts vierges qui avoisinent Rio-Hacha, le cri plaintif de l'oiseau dont la plante a reçu le nom, domine tous les autres vers la tombée de la nuit.

Dans ces derniers temps, on a proposé l'emploi du *guaco* dans le traitement de la fièvre jaune, puis du choléra asiatique et même de la rage ; mais les essais tentés par des observateurs véridiques ont démontré que c'était prématurément qu'on l'avait prôné comme spécifique contre ces affections (3).

Nous terminerons cette discussion sur les propriétés du *guaco* considéré comme antidote du venin des serpents en rapportant l'opinion d'un maître en pareille matière, l'opinion d'Orfila, l'illustre créateur de la toxicologie, qui avait relaté quelques cures merveilleuses obtenues à l'aide du suc de la plante équinoxiale ; il formule le vœu (4) que les gouvernements, dans les colonies desquels le *guaco* croît naturellement, nomment une commission composée de quelques membres éclairés, qui s'occupent de multiplier et de varier les expériences propres à fixer nos idées « sur un des résultats les plus extraordinaires que l'on ait jamais annoncés. »

Il nous est bien difficile de nous prononcer, nous qui n'avons fait aucune expérience sur un point aussi controversé ; nous nous permettrons seulement d'émettre une hypothèse sur la matière. Ne serait-il pas possible d'expliquer les résultats contradictoires avancés par des auteurs également dignes de foi, soit par la considération de l'état de dessication plus ou moins avancé du végétal, quand on opérait loin de sa contrée natale, soit par la saison durant laquelle on expérimentait, quand l'expérience avait lieu sur le sol même qui l'avait vu naître. En outre, il est évident pour

---

(1) *Dict. de méd.*, 2ᵉ édit., XIV, 447.

(2) *Revue des Deux Mondes* (15 mars 1860).

(3) Depuis la publication de notre premier travail sur l'*alcoolé de guaco*, nous avons tenté quelques expériences avec cette plante, dans l'usage interne. Jusqu'ici tout nous porte à croire que les principes immédiats du *guaco*, unis au vin, remplaceront avantageusement, dans certaines circonstances, le vin de quinquina. Nous espérons pouvoir utiliser tous les principes actifs de ce végétal, en dissimulant un peu le principe amer. *Le vin de guaco* serait alors un tonique agréable, appelé à rendre des services importants dans les cas d'anémie, de chlorose, et toutes les fois que les toniques et les reconstituants seraient indiqués. C'était, nous devons le dire, l'opinion de *Wildenow*.

(4) Orfila. *Traité de toxicol.*, II, 870 (1852).

nous que tous les voyageurs n'ont pas étudié la même plante. Quand nous voyons d'illustres botanistes en désaccord sur l'idendité du *guaco*, nous devons supposer que les personnes moins familiarisées avec l'étude des végétaux ont aussi pu commettre des erreurs.

Nous pensons aussi qu'il y a sans doute beaucoup d'exagération dans certains récits relatant des faits presque miraculeux; nous aurions peine à croire que le *guaco* fût un talisman contre la morsure des reptiles et l'inoculation de son suc un préservatif assuré contre les dangereux effets du plus actif des virus, le venin des serpents; nous croyons cependant qu'il ne faut point, tombant dans un excès contraire, rejeter sans examen les assertions d'hommes qui nous paraissent dignes de foi et dont le nom offre une double garantie de science et d'honorabilité.

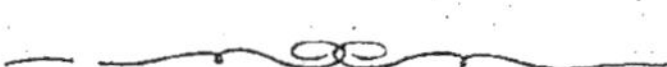

EMPLOI ET MODE D'ACTION DU GUACO

DANS

LE TRAITEMENT DES MALADIES VÉNÉRIENNES

Les divers usages auxquels on avait soumis le *guaco* et les propriétés qu'on lui attribuait nous ont fait penser que son emploi pourrait jouir de quelque efficacité dans le traitement des maladies vénériennes. En réfléchissant aux qualités du *Mikania guaco* et à l'action locale des plantes du genre *Comoclodia*, il nous a semblé rationnel d'associer deux végétaux dont l'un agit comme antiseptique, détersif et astringent, et l'autre à la manière des balsamiques. Nous avons cru aussi que l'introduction dans notre formule de quelques adjuvants ajouterait encore à l'énergie de ces premiers principes ; c'est en suivant cet ordre d'idées que nous avons été amené à exalter l'action antiseptique du *Mikania* par l'addition d'une petite quantité de perchlorure de fer ; nous savions que, dans plusieurs cas, on avait retiré de bons effets de cette substance en applications dans certaines formes rebelles d'ulcères syphilitiques, et que des expériences anciennes avaient mis hors de doute l'utilité des chlorures désinfectants, en général, dans des circonstances analogues.

Ce n'est qu'après de nombreuses tentatives que nous sommes arrivé à réaliser l'association de ces diverses substances, et nous avons pu nous assurer que chacune d'elles, employée isolément, est moins active que lorsqu'elle agit concurremment avec les autres. La présence d'un chlorure possède un autre avantage, c'est qu'il donne au mélange une stabilité dont il manquerait sans cette addition.

Quant à la nature de l'excipient de tous ces principes médicamenteux, il était naturellement indiqué à notre choix par cette considération que la guacine, qui est la base de notre préparation, est soluble principalement dans l'alcool étendu d'eau. C'est pourquoi nous la désignons sous les noms d'alcoolé de guaco.

En résumé, nous pensons que l'action de cet alcoolé est éminemment détersive, astringente et antiseptique. Sous son influence, le pus chancreux est rapidement transformé ou décomposé, et la surface sécrétante est modifiée de telle sorte, que la virulence s'arrête dans sa période de progrès, et que la résorption du pus est rendue impossible.

Le mode d'emploi du topique est fort simple, et son usage n'entraîne aucune espèce d'inconvénient.

Pour procéder aux premiers pansements du chancre simple, on étend l'alcoolé d'une certaine quantité d'eau, de la moitié de son volume, par exemple, et ce n'est que plus tard, après quatre ou cinq jours, que l'on arrive à l'application de l'alcoolé pur, si dans cet intervalle la transformation de la plaie virulente en plaie simple ne s'est pas opérée.

On traitera la balano-posthite par des lotions ou des injections entre le prépuce et le gland, avec un liquide composé de trois parties d'eau et d'une partie de guaco.

L'alcoolé sera étendu d'une plus grande quantité d'eau, lorsqu'il sera destiné à des injections dans le canal de l'urètre, contre la blennorrhagie. Dans ce cas, on étendra l'alcoolé de cinq à six fois son volume d'eau. Une semblable injection est suivie des meilleurs résultats, quand elle est faite à la période de début de la maladie. Si la période aiguë est franchement déclarée, on devra suivre le traitement habituel en pareil cas, et n'avoir recours aux injections avec le *guaco*, qu'à la période de déclin, lorsque ce dernier mode de traitement cessera d'être contre-indiqué.

Les maladies vénériennes ne sont point les seules que l'alcoolé de *guaco* modifie d'une manière avantageuse ; le catarrhe utérin, la leucorrhée, ou flueurs blanches, les ulcérations de l'utérus sont heureusement influencés et rapidement guéris par des injections préparées avec notre solution alcoolique étendue de 3 à 6 fois son propre volume d'eau.

On comprendra sans peine que, dans toutes ces diverses circonstances, on devrait arriver graduellement aux applications d'alcoolé pur, si l'effet curatif ne se manifestait pas assez rapidement.

Assez ordinairement, les ulcérations spécifiques qui siégent sur des muqueuses, sont changées en plaies simples vers le troisième jour du traitement local ; à cette époque, la solution de continuité s'est recouverte d'une matière plastique, blanchâtre, qui constitue une preuve de la transformation dont nous parlons ; un bain suffit pour la faire disparaître, et, au-dessous, on aperçoit une surface rose et bourgeonnante. Il faut se garder de confondre la couche plastique, produit du traitement local, avec la membrane lardacée qui recouvrait le fond de l'ulcère, avant l'application du topique, et qui est un signe de virulence.

Quand le chancre a perdu son caractère de spécificité, on continue à le panser avec une solution d'alcoolé de *guaco*, étendu d'eau et la cicatrisation fait de rapides progrès.

EXPÉRIENCES DE PROPHYLAXIE.

Premières expériences. — *Action de l'alcoolé de guaco sur le virus chancreux.* — Les premières expériences de prophylaxie furent faites sur nous-même.

Si l'on dépose sur une surface dénudée le pus provenant d'un chancre simple à sa période de progrès, ou celui d'un bubon suppuré, recueilli au lendemain de l'ouverture, et qu'après un contact de huit à dix minutes on lave la place avec l'alcoolé de *guaco*, le virus sera complétement neutralisé. L'expérience ne manque jamais quand on soumet à l'action du virus un tissu dépouillé de l'épiderme, une scarification, une moucheture, une muqueuse ratissée ; tandis qu'on échoue quelquefois, quand, par une véritable inoculation, on porte le pus du chancre ou du bubon dans l'intérieur des tissus à l'aide d'une lancette ou d'un bistouri. Dans ce cas, le liquide neutralisant, arrêté par la goutte séro-sanguinolente qui sort de la lésion traumatique, ne peut pas toujours pénétrer jusqu'au fond de la solution de continuité, et une partie du virus suffisante pour reproduire l'ulcération échappe à ce contact du liquide, et n'est point neutralisée.

Il est une méthode à laquelle nous avons dû recourir, elle est un moyen certain de s'assurer des propriétés neutralisantes de tous les spécifiques, c'est l'inoculation du virus mélangé préalablement à notre alcoolé de *guaco*. Les expériences de Fontana nous ont appris que le venin de la vipère n'est pas dépouillé de son action délétère, quand il est mêlé à l'ammoniaque ; nous devions, à son exemple, chercher si le pus des accidents primitifs cesse d'être inoculable ou s'il conserve sa virulence quand on l'incorpore au *guaco* et qu'on l'inocule à l'aide de la lancette.

Par toutes les expériences tentées dans cette direction, il a été démontré, de la manière la plus évidente, que le pus le plus virulent, délayé dans quelques gouttes d'alcoolé de guaco, perdait son caractère de spécificité et cessait d'être inoculable. Dans son *Nouveau Traité des maladies vénériennes* (1), M. le Dr Melchior Robert, apprécie dans les termes suivants les propriétés de l'alcoolé de Guaco, comme agent préservatif des affections syphilitiques.

« *Nous donnons la préférence à l'alcoolé de guaco, dont on doit la for-* » *mule à notre savant compatriote M. Noël Pascal, une partie d'alcoolé sur* » *cinq parties d'eau, employée en lotion, est à nos yeux* LE MEILLEUR DES PRÉ- » SERVATIFS CONNUS JUSQU'A CE JOUR. »

Nous devons nous hâter d'ajouter, afin qu'on ne conserve aucun doute sur la rigueur avec laquelle nous avons expérimenté, que toutes nos expériences ont été faites par voie de comparaison et que nous n'avons accepté, comme concluantes, que celles où l'une des deux inoculations avait été suivie d'un chancre dans le point que nous n'avions pas soumis à l'action du liquide préservatif.

Tous les chancres que nous avons laissés se développer ont été pansés avec l'alcoolé de *guaco*, et sous l'influence du topique, l'ulcère a toujours changé rapidement de nature. En général, les périodes de progrès et de *statu quo* ont été d'autant plus abrégées, que le caractère inflammatoire de l'accident était moins prononcé et qu'il était possible d'appliquer le liquide pur à une époque plus voisine du début de l'ulcération.

Lorsque le chancre perd son caractère de simplicité et se complique de phagédénisme ou de gangrène (2), lorsqu'il devient stationnaire, indolent,

---

(1) Melchior-Robert. *Nouveau Traité des Maladies vénériennes*. J. Baillière, 1861, Paris, p. 762.

(2) Lorsque nous disons que le chancre perd de son caractère de simplicité, nous n'entendons point parler du changement de nature du chancre, mais uniquement d'une modification de forme. Ce changement n'implique point l'idée d'une action plus générale du virus sur l'organisme, qui serait suivie d'accidents consécutifs.

l'usage de l'alcoolé de *guaco* est d'une incontestable efficacité ; des ulcères à forme des plus graves, rebelles à tous les agents de l'arsenal thérapeutique usités en pareil cas, ont été promptement amendés à la suite de lotions et de pansements avec la liqueur dont nous parlons.

Les résultats que nous avons l'honneur de soumettre au jugement de l'Académie furent d'abord constatés par plusieurs membres du corps médical toscan, parmi lesquels nous devons citer MM. Zanetti, Galligo et Pellizzari. Après de nombreuses observations et de nombreux succès recueillis, tant à l'hôpital des vénériens (Sainte-Lucie) que dans leur clientèle privée, les deux derniers de ces savants praticiens voulurent, par amour pour la science, corroborer nos expériences par des essais sur leur propre personne. Deux inoculations qu'ils pratiquèrent sur eux-mêmes et qu'ils lavèrent ensuite avec l'alcoolé de *guaco*, avortèrent sans laisser aucune trace.

Fort de ces premières tentatives, nous n'avons pas hésité à venir soumettre notre agent médicamenteux à l'appréciation des spécialistes français, et c'est avec bonheur que nous avons pu citer, à l'appui de nos premières expériences, celles qu'ont bien voulu entreprendre MM. Bauchet, suppléant de M. Ricord, à l'hôpital du Midi ; Diday, ex-chirurgien en chef de l'Antiquaille, à Lyon ; Rollet, chirurgien en chef du même hôpital ; Bonaric, attaché à la salle des femmes du même établissement ; notre excellent ami le docteur Melchior Robert ; MM. Boys-de-Loury et Costilhes, chirurgiens de Saint-Lazare. Nous citerons encore celles qui ont été entreprises plus récemment avec un égal succès par MM. Ad. Richard, chirurgien des hôpitaux, dans son service de Lourcine ; Bérenger, chirurgien distingué de la marine impériale ; Chauméry et Bernard, de Marseille ; le docteur Calvo, médecin en chef de la Conciergerie, et, pour terminer, les expériences si concluantes de M. P. Ricord, ex-chirurgien en chef de l'hôpital du Midi.

EXTRAIT

DES OBSERVATIONS

RECUEILLIES EN ITALIE ET EN FRANCE

En 1858, 1859, 1860, 1861 et 1862

DANS LES HOPITAUX DE FLORENCE, LIVOURNE, ETC.

DE PARIS, LYON, MARSEILLE, ETC., ETC.

Le 1ᵉʳ avril, le nommé B., clerc de notaire, à Florence, se présente au cabinet de M. Galligo, pour y être soigné d'un bubon spécifique siégeant à l'aîne gauche. On aperçoit sur la partie gauche du gland une légère cicatrice d'un chancre. Une première ouverture par ponction a été pratiquée depuis peu de jours. La suppuration est abondante, elle a donné lieu à plusieurs chancres d'inoculation dont on voit les pustules autour du bubon.

On recueille du pus de ces pustules et du bubon. M. Pascal en recouvre son gland après l'avoir ratissé. On ramène le prépuce en avant. Neuf minutes après, on fait prendre à la partie exposée à ce contact un bain de Guaco pendant deux minutes. Les plis de la muqueuse du prépuce et le gland sont lavés avec le plus grand soin.

Le lendemain, 2 avril, on examine attentivement les parties sur lesquelles a été déposé le pus. Rien n'apparaît sur la muqueuse du prépuce.

La même expérience est répétée sur la même personne avec le même pus. Nouvel examen le 3. Rien n'est changé.

Le 6, il y a, à la muqueuse du prépuce et du gland un léger sentiment de prurit.

Le 7, le prurit est plus intense, il s'opère une légère exfoliation de la muqueuse du prépuce. Rien de symptômatique ni de caractéristique n'est observé.

Le 8, M. Pascal s'absente de Florence, il revient quatre jours après. Nouvel et minutieux examen de la partie par M. le docteur Galligo. Rien n'est effectivement apparu.

Le 2 avril, avec du pus provenant du même bubon et des mêmes pustules chancreuses, le docteur Galligo pratique deux inoculations au bras droit de M. Pascal. Ces inoculations sont faites, l'une par incision longitudinale, l'autre par une simple piqûre. On lave ces lésions dix minutes après, avec du Guaco, on les laisse en contact avec le liquide pendant deux minutes.

On les observe les 3, 5, 7 avril et jours suivants. Aucun signe ne s'est manifesté.

Le 8, les traces de l'inoculation ont complétement disparu.

Le 3 avril, à l'hôpital de Sainte-Lucie, en présence de M. Pellizzari et de ses internes, on pratique sur le bras gauche de M. Pascal, deux inoculations, l'une par ratissage sur une surface de 5 à 6 millimètres, l'autre par incision. Le pus avait été recueilli sur un sujet porteur d'un chancre mou du gland, partie postérieure, à la période de progrès.

Une de ces inoculations est lavée avec le Guaco; rien n'est appliqué sur la seconde.

Le 4, l'incision non préservée est rouge; l'inoculation semble avoir réussi. L'inoculation préservée ne laisse pas de trace.

Le 5, la rougeur augmente autour de l'incision.

Le 6, pas d'adénite axillaire, pas de ganglions; l'escarre a disparu par le frottement des habits. L'inoculation a donné lieu à un chancre à bords taillés à pic et parfaitement caractérisé. Le docteur Pellizzari le cautérise avec le crayon de nitrate d'argent.

Le 8, l'escarre est enlevée; une goutte de pus s'étant reformée sous l'escarre, nouvelle cautérisation. Escarre adhérente qui demeure jusqu'au 14 et qui tombe sans laisser d'autres traces qu'une petite cicatrice gaufrée. Rien n'est apparu depuis lors. Nous sommes en 1860 (1).

Nous devons les observations et l'appréciation suivantes à l'obligeance de M. le docteur M. Robert.

Vous savez ce que je vous ai déjà dit du Guaco, et voici, par écrit, ma manière de voir à cet égard :

Bon prophylactique, le meilleur peut-être qu'on ait essayé jusqu'à ce jour, excellent moyen abortif, très-bon agent pour pansement dans les chancres à la période d'état.

Excellentissime dans les plaies vulgairement appelées chancres chroniques, qui ne sont autres que des ulcérations consécutives à des chancres, dont la position et le mauvais traitement ont prolongé la durée. Mais la liqueur, telle que vous me l'avez confiée, m'a semblé incapable de prévenir l'infection constitutionnelle.

Je l'ai néanmoins employée avec succès dans les ulcérations secondaires de la gorge et du palais. Mais, je le répète, c'est à titre de modificateur local. Il faudrait, pour pouvoir agir en ville, au moyen de cette composition, que l'on en débitât dans quelque pharmacie; alors, je pourrais sous peu vous donner des centaines d'observations. En attendant, voici le résumé de celles que j'ai recueillies :

Première observation.

Le malade A. se présente à mon cabinet, le 31 mars 1859, avec un chancre qui a rongé le frein en entier. Cette ulcération, d'une forme oblongue, occupe la partie du frein qui est sous le méat et la face correspondante du prépuce. Elle existe depuis quinze à vingt jours, sa couleur est grisâtre et présente l'aspect des chancres en période de progrès; pas d'induration, pas d'adénite.

31 mars, attouchements et pansement avec le liquide neutralisant de M. Pascal (liquide pur), cuisson très-vive, mais au dire du malade, très-supportable.

1er avril, rien de remarquable, si ce n'est une couleur cendrée de l'épiderme ambiant; la plaie a le même aspect.

Du 1er au 4 avril, le malade a continué à se traiter de la même manière; le chancre est en grande partie transformé en plaie simple ; ce qui siégeait sur le gland présente néanmoins encore l'aspect grisâtre.

(1) La conclusion est la même en 1863, l'immunité continue à être complète.

6 avril, les chairs sont dépouillées de cette couche pultacée jaune-grisâtre qui caractérise la période de progrès, mais elles sont pâles, blafardes, luisantes. Cessation du Guaco remplacé par le vin aromatique.

Du 6 au 15, la plaie marche à grands pas vers la cicatrisation.

Deuxième observation.

Malade B. atteint autrefois de syphilis constitutionnelle. Nouvelle contagion, chancre simple du frein datant de quinze jours. Pansement et attouchement avec la liqueur au Guaco pure, à partir du 1er avril jusqu'au 6.

Le 6, transformation du chancre en plaie simple, pâleur des tissus. Vin aromatique. Cicatrisation complète le 19 avril.

Troisième observation.

La malade C., femme publique, atteinte de chancres multiples occupant la face extrême de la petite lèvre à l'entrée du vagin (caroncules).

Le 3 avril, pansement et lotions avec la liqueur pure de Guaco ; cuisson légère.

Du 3 au 7 avril, continuation du même pansement.

Le 7, la plupart de ces petits chancres, *qui avaient été pris à leur début,* sont cicatrisés. Les autres sont en voie de cicatrisation. Les tissus sont pâles ; néanmoins on continue le Guaco qui, au 12 avril, termine la cicatrisation de tous les chancres.

Quatrième observation.

Malade D. — Chancre sur le revers du prépuce, datant de huit jours. Pansement le 5 avril avec la solution de Guaco pure.

7 avril, bon aspect et transformation en plaie simple.

15 avril, guérison achevée.

Cinquième observation.

M. E., atteint de trois chancres sur la muqueuse du prépuce, ayant quinze jours de date.

11 avril, pansement et attouchements avec le Guaco.

Le lendemain, la surface des chancres est devenue rosée, bourgeonnante, et s'est entourée d'un liseré cendré.

Du 18 au 21 avril, les chancres se sont indurés. A partir de ce moment l'induration continue et les aînes deviennent le siége de ganglions indolents, et plus tard apparaissent des signes non équivoques de syphilis constitutionnelle.

Sixième observation.

M. F., atteint d'un chancre derrière la couronne du gland (chancre mou). — Pansement avec le Guaco du 11 au 13 avril inclusivement.

Le 14, la muqueuse du prépuce autour du chancre est boursoufflée comme si l'on avait fait une vésication. Nous suspendons le Guaco.

Le 17, l'épiderme est parti dans une assez grande étendue et a laissé à nu le derme rouge et suintant. Quelques lotions et deux pansements à l'eau blanche amènent la cicatrisation.

Septième observation.

M. G., atteint le 10 avril de trois chancres et d'une blennorrhagie commençante. — Injections au zinc et à l'acétate de plomb pour la blennorrhagie. Pansement avec le Guaco pour le chancre.

15 avril, les chancres ont meilleur aspect, l'écoulement n'a pas fait de progrès.

21 avril, les chancres ont été touchés le matin, la surface est très-sèche, la cuisson étant vive, je fais additionner le Guaco de deux parties d'eau.

25 avril, les chancres marchent à la cicatrisation. Le malade cesse de venir me voir.

Huitième observation.

M. H., atteint, depuis un mois environ, d'une ulcération du voile du palais et des amygdales, ulcération secondaire qui a résisté aux attouchements avec le nitrate d'argent associés au traitement général.

Le 15 octobre, je touche cette ulcération avec le Guaco porté sur un pinceau. Je continue ce topique pendant six jours, au bout desquels je constate la détersion complète des ulcérations et leur tendance à se recouvrir d'épiderme. Je cesse les attouchements, les ulcérations guérissent.

CONCLUSION.

Je pourrais multiplier encore ces citations, mais je m'en dispense, pensant que les quelques observations que je vous envoie suffiront pour vous prouver que je n'ai pas été indifférent à votre découverte, et pensant aussi que vous pourrez, en les joignant à d'autres, en faire un faisceau qui démontrera les avantages de votre liquide neutralisant et prophylactique.

1° En résumé, la vertu curative locale et neutralisante du Guaco est, pour moi, un fait hors de doute, et je crois à son efficacité d'autant plus certaine, qu'on l'emploie à une époque plus rapprochée du début du mal.

Je considère donc le Guaco comme une liqueur qui pourra avoir les plus grands avantages employée en lotions après un coït suspect.

2° Telle que vous me l'avez confiée, cette liqueur est un peu trop énergique pour être appliquée en topique sur des chancres simples. Je préfère donc toucher la plaie avec la liqueur pure, tous les jours, et la panser avec cette liqueur au *tiers* ou au *cinquième*.

3° Les attouchements sont généralement suivis de cuisson, mais d'une cuisson qui n'est pas durable.

4° Après quelques jours, lorsqu'il s'agit de chancres mous, la neutralisation de la spécificité se fait, mais les plaies conservent un aspect blafard qui se corrige par le vin aromatique.

5° Sur les chancres indurés, l'effet neutralisant et cicatrisant paraît être le même, mais le Guaco n'a aucune influence sur l'induration et sur l'état constitutionnel (1).

6° Les plaies secondaires se trouvent très-bien de ce mode de pansement et d'attouchements.

7° LE GUACO EST UN BON LIQUIDE QUI PEUT RENDRE DE GRANDS SERVICES AU TRAITEMENT ET A LA PROPHYLAXIE DES MALADIES VÉNÉRIENNES.

Marseille le 15 janvier 1860.

Docteur MELCHIOR ROBERT,
Chirurgien des hôpitaux de Marseille, ancien interne
des hôpitaux de Paris.

Voici la note que nous devons à l'obligeance de M. le docteur Bauchet, agrégé de la Faculté de médecine de Paris, appelé à remplacer M. le docteur Ricord, pendant près d'un an, à l'hôpital du Midi, et qui expérimenta

(1) L'infection constitutionnelle accomplie, ce n'est que par un traitement général interne, que l'organisme peut s'en débarrasser; nous n'avons jamais supposé qu'un pansement local à l'alcoolé de Guaco pût amener autre chose que la cicatrisation de l'ulcération primitive ou secondaire.

Note de M. PASCAL

avec une bienveillance et un soin tout particuliers l'alcoolé de Guaco préparé par nous à divers degrés.

« J'ai expérimenté, à l'hôpital du Midi, pendant que je remplaçais M. Ricord, une préparation dite au Guaco, que M. Pascal a mise à ma disposition.

Cette préparation consiste en une solution limpide, un peu jaunâtre et d'une odeur qui rappelle un peu celle du chloroforme et de la reinette. Cette solution ne tache pas et est d'un emploi facile et commode.

Je l'ai expérimentée dans les cas de chancres simples et gangréneux de balanoposthite, voire même dans un cas de bubon phagédénique rebelle.

Cette solution m'a très-bien réussi dans deux cas de chancres gangréneux, et surtout en injections entre le prépuce et le gland dans la balano-posthite.

Je pense que cette préparation, qui excite et modifie les plaies et les surfaces en suppuration, est préférable à la plupart des autres topiques liquides que nous possédons, tels que vin aromatique, alcool camphré, etc.

Cette préparation m'a paru réussir mieux que la teinture d'iode ou les solutions ferrico-potassiques, dans certaines plaies chancreuses fournissant une abondante suppuration. Elle m'a donc paru agir comme liquide excitant et modificateur; mais je n'ai jamais pu obtenir une modification telle du virus spécifique, que, le lendemain d'un pansement sur un ulcère *primitif récent*, le pus ne fût plus inoculable.

Des expériences nouvelles sont encore nécessaires, et je me propose d'employer de nouveau, et même pour le pansement des plaies non spécifiques la préparation au Guaco. »

Paris, le 14 janvier 1860.

Docteur BAUCHET,
Chirurgien des hôpitaux de Paris, agrégé à la
Faculté de médecine, etc.

Dans une note que nous a fait remettre M. le docteur Diday, ex-chirurgien en chef de l'Antiquaille, rédacteur en chef de la *Gazette médicale* de Lyon, l'illustre praticien s'exprime ainsi :

« Ayant expérimenté l'alcoolé de Guaco, tel qu'il m'a été remis par M. Pascal,
» j'en ai constaté très-souvent l'efficacité, notamment contre les chancres primi-
» tifs, phagédéniques, et contre la leucorrhée ou pertes blanches. Dans ces mala-
» dies, contre lesquelles le médecin a souvent le regret de ne pouvoir lutter que
» par des moyens insuffisants, l'alcoolé de Guaco m'a rendu des services supé-
» rieurs à ceux que j'aurais pu attendre de tout autre médicament de la classe
» des astringents et des cathérétiques.

» Lyon, 28 décembre 1859.

« P. DIDAY, *d.-m.-p.* »

M. le docteur Costilhes a bien voulu nous remettre l'observation suivante :

Une femme de trente-trois ans arrive à Saint-Lazare avec une ulcération syphilitique du pharynx, de forme serpigineuse et d'un diamètre de trois centimètres, dont elle faisait remonter le début à quatre ans. Soumise chaque jour à des applications d'alcoolé de Guaco pendant trois semaines, l'ulcération disparaît aux trois quarts. A ce moment, la malade, se regardant comme suffisamment guérie, voulut quitter le service, et depuis elle n'a pas été revue.

DES DIVERS EFFETS CURATIFS

DE L'ALCOOLÉ DE GUACO

DANS

LE PANSEMENT DES PLAIES

DEUXIÈME MÉMOIRE

Dans un premier mémoire, présenté à l'Académie Impériale de Médecine (mai 1860), nous avons appelé l'attention de la savante compagnie sur les nombreuses propriétés médicales de l'alcoolé de Guaco, sur l'efficacité qu'il possède de neutraliser sur place le virus vénérien et de transformer rapidement en plaies simples les ulcérations spécifiques.

Depuis la présentation de notre travail, de nombreuses expériences cliniques ont été faites en France; dans les hôpitaux, et les praticiens qui se sont montrés favorables à cette préparation, en la prescrivant dans les services hospitaliers de Paris, de Lyon et de Marseille, ou dans leur pratique privée, accordent aujourd'hui à ce nouvel agent la préférence sur la plupart des autres topiques liquides.

Mais l'alcoolé de Guaco ne devait point se borner à une application spéciale: parmi les chirurgiens qui avaient encouragé nos premiers essais, l'un deux, M. Bauchet, avait entrevu les services nombreux que cet alcoolé est appelé à rendre à la chirurgie dans le pansement des plaies non spécifiques.

En terminant une note que nous avons citée, il disait : « Je me propose d'employer, même pour le pansement des plaies non spécifiques, la préparation au Guaco. »

A l'appui de cette opinion, des expérimentateurs habiles (1) ont fait, depuis plus de deux ans, de nombreuses applications de *l'alcoolé de Guaco*, dans le pansement des plaies blafardes, gangreneuses, pseudo-membraneuses et virulentes. Ces applications, comme on l'avait prévu, ont donné d'heureux résultats.

On trouvera dans ce mémoire les communications et les appréciations qui nous ont été transmises : Si *l'alcoolé de Guaco*, tel que nous l'avons formulé

---

(1) C'est à notre excellent ami, M. le docteur Melchior Robert, que l'on doit les premières observations cliniques sur les effets de l'alcoolé de *guaco* dans le pansement des plaies. — Ces observations ont été confirmées par tous les emplois ultérieurs tentés dans des cas analogues avec ce liquide.

est susceptible de rendre de véritables services à la thérapeutique et à l'hygiène, nous le devons aux illustres maîtres qni nous ont longuement aidé de leurs conseils et fait connaître tous les résultats obtenus par eux dans leur expérimentation : qu'ils nous permettent de leur offrir ici l'expression bien sincère de nos remerciements.

Les nombreux résultats positifs que nous publions aujourd'hui, en établissant d'une manière irrécusable l'action curative de *l'alcoolé de Guaco*, prouvent que ce médicament est utilement placé dans la matière médicale.

EMPLOI ET MODE D'ACTION DE L'ALCOOLÉ DE GUACO (1)

Dans les plaies pseudo-membraneuses ou compliquées de pourriture d'hôpital, de gangrène, contre les ulcères variqueux, etc.

Si *l'alcoolé de Guaco* ne jouissait que de l'efficacité propre aux alcooliques en général, il est hors de doute que les savants cliniciens dont nous allons citer les observations n'auraient point obtenu les succès constants qu'il ont signalés. Mais le guaco a une action bien plus salutaire et plus prompte que les divers composés à base d'alcool. Dans le pansement des plaies virulentes, où l'on a expérimenté comparativement tous ces agents médicamenteux, des faits nombreux ont prouvé que l'alcoolé de Guaco a des propriétés antiseptiques et cicatrisantes que ne possèdent ni l'alcool camphré, ni le vin aromatique. Cette différence, dans les effets thérapeutiques de ces liquides, doit naturellement faire préférer l' *alcoolé de Guaco* à certaines époques du pansement, pour les plaies décrites par Vidal « Plaies un peu profondes qui n'ont pas été réunies, et qui après la cessation du suintement sanguinolent sont baignées par une nouvelle sérosité et présentent quelquefois durant quinze à vingt jours, quelquefois durant plus d'une année, un aspect blafard, livide, hideux. (2) »

Il doit être également préféré dans le pansement des ulcères simples, des ulcères locaux, qui ne sont ni symptomatiques ni diathésiques et qui siègent principalement aux jambes.

« On a vu, dit M. Follin, dans son très-remarquable ouvrage, guérir des ulcères simples avec toutes les médications, même avec les emplâtres des

(1) Les expériences de M. le docteur Adolphe Richard ont démontré que l'alcoolé de *guaco* peut être avantageusement associé à la *glycérine*. Cette dernière substance remplace l'eau et se dissout parfaitement dans notre alcoolé.

Cette association est surtout très-utile, dans certains cas, où le pansement, linge ou charpie, adhère à de larges plaies et ne peut être enlevé qu'en causant au malade les plus vives douleurs. En prévenant alors cette adhésion, la glycérine ne nuit en rien aux propriétés de l'ALCOOLÉ DE GUAGO. Ce mélange constitue un *glycérolé de guaco*, qui nous semble appelé à rendre de précieux services.

(2) VIDAL (de Cassis), *Traité de pathologie externe.*

empiriques, les solutions vinaigrées, les pommades et les baumes composés
de principes excitants, etc. Selon ce chirurgien, cependant, la préférence doit
être donnée au pansement classique de M. Nélaton, c'est-à-dire, à une solution
de nitrate d'argent, à la solution de chlorure de chaux étendue, pourvu qu'on
ait soin d'ajouter à ce pansement la compression convenablement pratiquée (1). »

Eh bien, dans ces cas si fréquents, une longue expérience nous permet
d'affirmer que les pansements avec la charpie imbibée d'*alcoolé de Guaco*,
sont préférables et plus sûrement efficaces que ceux ordinairement employés.

Il y a encore plusieurs autres espèces de plaies contre lesquelles la chirurgie lutte avec désavantage, dont la durée n'est souvent limitée par aucun
agent thérapeutique, ce sont : « Les plaies anciennes offrant une pellicule
» blanchâtre, peu épaisse ou grisâtre ayant l'aspect d'une pseudo-membrane,
» c'est la pourriture d'hôpital, quelle qu'en soit la forme, pseudo-membra-
» neuse ou franchement ulcéreuse, c'est la gangrène. (2) »

Pour le traitement de ces plaies, que le chirurgien ait à sa disposition,
comme dans les plaies membraneuses et la pourriture d'hôpital, de nombreux
agents médicamenteux plus ou moins efficaces ; ou qu'il attende la chute des
escarres comme dans la gangrène, lorsqu'il y a eu application du fer rouge
et que des escarres ont été produits, dans tous ces cas graves, l'alcoolé de
Guaco a rendu des services réels scientifiquement constatés aujourd'hui.

Dans la gangrène, à la suite de la cautérisation, l'action de cet alcoolé est
légèrement excitante ; elle facilite la chute de l'escarre en favorisant un peu
l'inflammation éliminative. Mais cet agent doit surtout être prescrit à cette
période où le malade est incommodé, soit par la quantité du pus, soit par
l'odeur des escarres. Alors, les pansements souvent renouvelés avec des
masses de charpie imbibées d'alcoolé décomposent la sécrétion purulente,
modifient rapidement les surfaces en suppuration et laissent dans l'air,
autour du malade, une légère odeur de *pomme reinette*, qui est celle de
l'alcoolé de Guaco.

L'emploi de ce topique est encore très-utile dans les abcès froids, car,
après l'ouverture de l'abcès, les injections de cet alcoolé dans la cavité purulente aident puissamment la réparation. Si l'abcès manifeste de la tendance
à passer à l'état de fistule, des injections ainsi pratiquées dans le trajet fistu-
leux faciliteront le recollement des tissus et remplaceront efficacement les
autres stimulants ou irritants généralement prescrits en pareil cas.

Voici le résumé des expériences constatant les propriétés de l'alcoolé de
Guaco.

— M. Émile Humbert, médecin du bureau de bienfaisance du XIIIe ar-
rondissement, professeur de chimie, ayant expérimenté l'alcoolé de Guaco
sur des ulcères rebelles des jambes, a bien voulu nous écrire dans les termes
suivants les résultats obtenus par lui :

(1) FOLLIN, *Pathologie externe*, t. Ier, Paris, 1861.
(2) A. LABOULBÈNE, *Recherches sur les affections pseudo-membraneuses*, Paris, 1861.

« Mon cher monsieur Pascal,

« J'ai employé l'alcoolé de *guaco*, que vous avez eu l'obligeance de me faire parvenir, dans *six cas* d'ulcères chroniques des jambes, chez des vieillards.

« J'avais eu précédemment recours, sans aucun succès, aux méthodes habituelles de traitement, telles que vin aromatique, lotions au quinquina, etc. Sur les six malades dont je vous parle, cinq ont été guéris après quelques semaines d'applications locales de *guaco* étendu d'eau. Quant au sixième, il n'a encore obtenu qu'un soulagement marqué. La fétidité de la plaie a disparu et la suppuration sanieuse, abondante avant le traitement, a considérablement diminué. Aussi, le malade réclame-t-il avec instance la continuation du même pansement, qui n'est jamais douloureux.

« Je ne vous envoie pas le détail de ces observations, sachant que vous avez à votre disposition des faits déjà nombreux attestés par des hommes dont le nom fait autorité dans la Science; cependant, je puis vous l'envoyer si vous le désirez.

« Je dois ajouter, pour dire toute la vérité, que les sujets de mes observations ont été soumis, pendant toute la durée du traitement, à un régime tonique et particulièrement au vin de quinquina.

« Docteur E. HUMBERT.

« Paris, 25 août 1862. »

M. Devergie, médecin de l'hôpital Saint-Louis, essaya dans son service quelques pansements au Guaco, et, dans la communnication verbale qu'il voulut bien nous faire des résultats obtenus, ce savant praticien nous dit qu'il avait observé une vive irritation de la plaie. Il attribuait à la trop grande quantité d'alcool l'irritation qu'il avait vue se produire.

D'un autre côté, M. Lagneau fils, qui nous a si obligeamment cité un cas d'abcès froid et de plaie scrofuleuse, dans lesquels l'alcoolé de Guaco produisit un effet salutaire et prompt, attribuait au contraire à l'alcool une large part dans les succès obtenus.

Nous ferons remarquer à ce sujet que l'alcoolé de Guaco tel que nous l'avons formulé ne contient qu'un tiers de son poids d'alcool à 30 degrés Cartier. Cet alcoolé, selon l'usage auquel on le destine, doit être étendu des deux tiers et même des neuf dixièmes de son poids d'eau. N'est-il pas dès lors tout à fait impossible d'attribuer, soit en bien, soit en mal, une action exclusive à l'alcool ainsi dilué ?

Le docteur Humbert, qui, avant de le prescrire, a déterminé par une analyse rigoureuse les divers éléments de cet alcoolé, est d'avis que l'action thérapeutique est uniquement celle du composé, non celle des principes constitutifs pris isolément.

M. le docteur Melchior Robert, chirurgien en chef des hôpitaux de Marseille, émet la même opinion dans la lettre suivante :

« Marseille, 15 juillet 1861.

« Mon cher ami,

« Je vous ai promis quelques documents relatifs à vos préparations de *guaco*, je tiens à remplir ma promesse.

« Les effets du *guaco* sont aujourd'hui positifs, il n'est donc plus besoin d'insérer dans vos mémoires des observations détaillées, que les lecteurs ne font que parcourir le plus souvent sans s'y arrêter. L'énoncé seul des faits me paraît suffire pour établir l'efficacité de cet agent dans telle ou telle affection. C'est pourquoi je me borne à vous faire un résumé concis de ce que j'ai vu, depuis les observations publiées dans votre premier Mémoire.

« L'action curative de cet agent sur les chancres simples m'est démontrée de nouveau par plus de vingt observations puisées dans ma clientèle de ville. *Je cesse aujourd'hui de compter, et pour moi le* GUACO *est le mode de pansement le plus efficace.*

« Je l'ai employé dans quelques cas de vaginite, à l'état pur, porté au moyen d'un pinceau de charpie ; j'ai réussi à guérir ce genre d'affection avec assez de rapidité (1). Mais les cas où il m'a paru efficace, surtout le plus rapidement efficace, c'est sur les plaies gangréneuses, les plaies blafardes, les ulcères des jambes recouverts d'une matière pultacée ; là, je vous le répète, l'alcoolé de *guaco* ma paru jouir de propriétés vraiment remarquables. J'ai traité trois malades atteints aux jambes de plaies recouvertes d'escarres très-larges que les lotions au quinquina n'avaient pu modifier. J'ai touché avec le *guaco* pur les bords de ces plaies et les parties molles où les escarres étaient légèrement soulevés, j'ai ensuite pansé le tout avec des masses de charpie imbibées de *guaco* au cinquième ; les résultats ont été merveilleux et la détersion s'est faite en deux ou trois jours.

« A la chute des escarres, toujours très-rapide, j'ai vu une plaie rosée de bon aloi, que la continuation des mêmes pansements a promptement cicatrisée.

« Tout récemment encore, un homme avait eu tout l'avant-pied brûlé par de la fonte. Je proposai l'amputation, il s'y refusa. L'escarre, très-adhérente au fond, ne paraissait pas vouloir tomber de sitôt. J'eus recours aux attouchements de *guaco*, d'après les règles posées ci-dessus ; et en peu de jours la gangrène faisait place à une plaie bourgeonnante, à travers laquelle faisaient saillie les cinq os métatarsiens. La résection de ces cinq os, faite assez profondément, a laissé une plaie de très-belle nature et d'assez bonne condition pour donner un résultat approximatif de celui que j'aurais obtenu par la désarticulation tarso-métatarsienne de Lisfranc.

« J'ai employé ces jours derniers la solution de *guaco* et les attouchements de *guaco* contre un cas de pourriture d'hôpital pseudo-membraneuse, très-bien caractérisée, survenue sur une large brûlure du pied au troisième degré ; j'ai obtenu une très-prompte modification de la plaie, et aujourd'hui tout va pour le mieux.

« Je panse en ce moment une ulcération de la jambe, très-profonde, résultant d'un tubercule tertiaire, négligée depuis un mois. Quelques jours ont suffi pour faire bourgeonner cette plaie et lui donner le plus bel aspect. Aujourd'hui la cicatrisation est commencée.

« Vous voyez que je n'oublie pas les propriétés du *guaco*, j'espère que vous n'aurez qu'à vous féliciter d'avoir employé votre temps à la confection de ce liquide. *Pour ma part, je suis convaincu que le* GUACO *a, sur les plaies blafardes, gangréneuses, pseudo-membraneuses et virulentes, une action qu'aucun autre agent ne possède. Vous pouvez vous servir de ces lignes et me citer à l'appui : je suis prêt à démontrer ce que j'avance ; vous savez que je n'affirme pas sans avoir vu.*

« Docteur MELCHIOR ROBERT,
« Chirurgien en chef des hôpitaux de Marseille. »

(1) Pour guérir rapidement la vaginite, par l'alcoolé de *guaco*, il faut, dans les cas graves, pratiquer le tamponnement avec des tampons imbibés de ce liquide ; ou bien, faire des injections deux fois par jour avec l'alcoolé, convenablement étendu d'eau, 1/3 1/4 de cet alcoolé dans deux tiers ou trois quarts d'eau.

Note de M. PASCAL.

Durant le mois de septembre (1861), appelé à remplacer M. Michon dans son service de la Pitié, M. le docteur Bauchet eut occasion de vérifier, par les expériences les plus concluantes, les résultats pressentis par lui dès 1859. Il prescrivit l'alcoolé de Guaco étendu d'eau dans le pansement de plusieurs plaies en suppuration de la plus haute gravité, *érysipèle gangréneux*, *phlegmon diffus*, et pour la première fois aussi dans un cas *d'ophthalmie blennorrhagique* ayant complétement résisté à l'action des autres traitements. Le succès le plus complet couronna ces diverses prescriptions de M. Bauchet.

La prescription, le dosage de l'alcoolé de Guaco contre l'ophthalmie purulente, et surtout contre l'ophthalmie blennorrhagique, constituent une innovation thérapeutique d'une haute importance. Jusqu'à ce jour, en effet, contre une affection aussi grave, l'on n'avait guère que les collyres ou la cautérisation au nitrate d'argent, depuis 1 gramme jusqu'à 2, 3, 4 et 5 grammes pour 30 grammes d'eau. On faisait deux ou trois instillations par jour avec ce collyre. Mais l'ophthalmie, il faut bien le dire aussi, se terminait généralement par l'ulcération et même la perforation de la cornée. Au lieu de lavages à l'éponge et à l'eau, M. Bauchet pratique deux ou trois injections par jour avec un irrigateur contenant un septième de litre de liquide composé au début moitié eau, moitié *alcoolé de Guaco*, et pendant l'intervalle qui sépare les injections, il fait appliquer sur l'œil malade une compresse imbibée du même liquide. En procédant ainsi, on est certain d'arrêter rapidement les accidents et de guérir promptement l'ophthalmie purulente ou blennorrhagique. La prescription du Guaco contre ces ophthalmies appartient tout entière à M. le docteur Bauchet. Ces prescriptions remplacent très-avantageusement, quant aux injections, le traitement classique.

Par l'irrigation ainsi répétée, le pus qui baigne l'œil est complétement chassé ou décomposé par l'action du *Guaco*; les parties malades sont rapidement modifiées sous l'influence de ce topique. On supprime ainsi les cautérisations, difficiles à pratiquer chez les enfants, et rarement sans danger chez les adultes.

Les injections de Guaco étendu d'eau sont toujours d'une innocuité complète. D'ailleurs, comme ce liquide est un agent de guérison certain de la *blennorrhagie*, de la *vaginite* et de la *leucorrhée*, qui sont autant de causes de l'ophthalmie des nouveau-nés et des adultes, on a le double avantage de pouvoir, avec le même liquide, agir à la fois très-efficacement sur la *cause* et sur l'*effet*. C'est donc le mode de traitement le plus rationnel et le mieux indiqué, c'est aussi le plus complétement justifié par l'expérience. Nous n'avons pas besoin d'ajouter que les émissions sanguines, les éméto-cathartiques et autres adjuvants employés avec le traitement par le nitrate d'argent, seront prescrits simultanément avec les injections de Guaco, lorsqu'ils seront indiqués par l'état général du sujet.

Voici l'appréciation de M. le docteur Bauchet, après ses expériences de la Pitié :

« J'ai fait usage, ainsi que je le faisais pressentir dans une note précédente de l'alcoolé de *guaco*, pour le traitement de certaines plaies non spécifiques, et je n'ai eu qu'à me louer de son emploi. Dans un cas d'ophtalmie blennorrhagique, j'ai employé les injections et les lavages avec cet alcoolé étendu d'eau (le fait

s'est présenté à la Pitié), et ces injections ont immédiatement modifié la sécrétion et arrêté les accidents.

« Dans d'autres cas, où les plaies présentaient un mauvais aspect, ces lavages
ont modifié les surfaces de la suppuration, le bourgeonnement a été plus actif.
En un mot, l'emploi de l'alcoolé de *Guaco* ne doit pas être réservé exclusivement
pour les plaies et ulcères spécifiques. Je ne connais pas de topique liquide qui
puisse lui être comparé, grâce à la modification qu'il imprime immédiatement aux
plaies.

« Il faut encore de nouvelles expériences, mais jusqu'à présent toutes celles
qui ont été pratiquées sont favorables à la solution qui m'a été remise par
M. Pascal.

Docteur BAUCHET,

« *Chirurgien des hôpitaux, agrégé à la Faculté de Médecine,* etc.

« Paris, 21 octobre. »

M. le docteur Chauméry, de Marseille, qui a remplacé dans ses prescriptions le vin aromatique et la solution opiacée par *l'alcoolé de guaco,* apprécie,
dans les observations suivantes, l'importance et la valeur de ce nouveau
médicament.

Observation I.

B. Marius, âgé de 4 ans, demeurant à Marseille, place de la Nouvelle-Bourse.

Cet enfant est mordu le 14 février, par un chien non hydrophobe (*le chien, du
reste, a été abattu immédiatement*). La main est criblée de morsures, trois d'entre
elles sont profondes et larges.

Le 14 février, cautérisation aussi prompte que possible avec l'ammoniaque;
pansement avec du cérat opiacé les jours suivants.

Le 19 février, les plaies suppurent abondamment et s'élargissent, leur aspect
devient grisâtre, les contours déchiquetés, une sanie ichoreuse s'en échappe : le
pansement simple est continué.

Le 22 février, l'aspect de la plaie devient de plus en plus mauvais; je substitue
au pansement suivi jusqu'alors un autre pansement composé de charpie imbibée
d'alcoolé de Guaco. Je lave préalablement la plaie avec une solution d'alcoolé et
d'eau, parties égales.

Le 23 février, dès le lendemain, amélioration notable dans l'aspect général des
plaies. De jour en jour on observe un changement d'une rapidité imprévue; le
fond des plaies devient rouge, les bords s'affaissent, la suppuration est bientôt
nulle, et, le 29 février, jour où j'ai pansé le malade pour la dernière fois, il ne
reste plus à la place des morsures que de légères cicatrices que l'on recouvre
simplement d'un linge pour les préserver de tout frottement.

CONCLUSION.

En présence de ces faits, on ne peut refuser à l'alcoolé de Guaco une action
tout au moins locale très-remarquable et bien évidente.

Depuis un an déjà, j'ai substitué dans ma pratique l'alcoolé de Guaco, soit pur
soit étendu d'eau, au vin aromatique ou à la solution opiacée, dont je me servais
précédemment pour le pansement des ulcérations syphilitiques; j'affirme sur
l'honneur que dans tous les cas très-nombreux, que je pourrais citer, j'ai obtenu
des résultats remarquables comme rapidité et comme sûreté d'action.

Marseille, 2 juin 1862.

CHAUMÉRY, *d.-m.-p.*

NOUVELLES OBSERVATIONS

PROPRIÉTÉS ANTIVÉNÉRIENNES DE L'ALCOOLÉ DE GUACO

(1860, 61 et 62)

En terminant cet examen rapide des effets curatifs de l'alcoolé de guaco, nous croyons devoir placer sous les yeux de nos lecteurs quelques observations nouvelles, complétant celles que nous avaient fournies les années 1859 et 1860.

Recueillis par les hommes les plus compétents, vérifiés et attestés par M. Ricord lui-même, tous ces faits viennent confirmer ce que nous avons dit dans plusieurs écrits sur les propriétés antivénériennes de *l'alcoolé de guaco.*

M. DIDAY, *ex-chirurgien en chef de l'Antiquaille,* après avoir longuement prescrit cet alcoolé, a bien voulu joindre les observations que nous allons transcrire à la note qu'il nous avait fait remettre en 1859.

« De tous les agents préconisés pour le traitement des *ulcères vénériens,* à quelque période qu'ils appartiennent et de quelque nature qu'ils soient, l'alcoolé de Guaco est celui qui nous a donné les meilleurs résultats.

« Inoffensif autant qu'efficace, il ne fait ni acheter ni regretter ces résultats par le développement des complications inflammatoires que d'autres astringents produisent trop souvent dès que, dans leur emploi, on vient à dépasser une certaine dose.

« L'alcoolé de Guaco a vraiment une action spéciale pour abréger le cours des ulcères vénériens les plus communs, je veux parler des *chancres simples* ou *chancrelles,* je l'ai expérimenté nombre de fois, ainsi que le pouvoir d'arrêter le phagédénisme. J'en citerai un exemple. Tout dernièrement, un client que j'avais autrefois traité et rapidement guéri d'une chancrelle par le pansement au guaco m'apprit qu'étant en Algérie il avait contracté une seconde ulcération de la même nature qui devint phagédénique. Or, les progrès envahissants du mal ne purent, malgré les efforts de plusieurs médecins et les tentatives thérapeutiques les plus variées, être neutralisés que lorsqu'on parvint à se procurer de la teinture de Guaco, qui le guérit cette fois aussi rapidement que la première.

« De nombreuses expériences cliniques faites notamment en France avec l'alcoolé de Guaco préparé suivant la formule de M. Pascal, expériences parmi lesquelles nous citerons celles que M. le docteur Melchior Robert a publiées dans son NOUVEAU TRAITÉ DES MALADIES VÉNÉRIENNES, confirment l'opinion favorable que nous venons d'émettre (1).

Au mois de mai dernier (1862), M. le docteur Diday nous transmettant une observation, digne d'être publiée, la faisait précéder des quelques lignes que

(1) MELCHIOR-ROBERT, *Nouveau traité des Maladies vénériennes,* Paris, J.-B. Baillière et fils, 1861. P. DIDAY, *Gazette médicale de Lyon,* 16 avril 1860.

voici : « Je suis heureux de pouvoir vous envoyer, aujourd'hui encore, une observation vraiment remarquable, sur l'action *anti-phagédénique du* Guaco. J'ai exposé le fait tel qu'il s'est passé sous mes yeux, à ma bien vive satisfaction et au grand *ébaudissement* du malade. »

« Observation de chancrelle phagédénique (chancre mou), à marche rapidement progressive, arrêtée en cinq jours par l'alcoolé de Guaco. »

Par M. P. DIDAY, *ex-chirurgien en chef de l'Antiquaille* (Lyon).

« Un jeune homme de 25 ans, employé au chemin de fer, avait eu, il y a trois ans, un chancre induré du reflet, à droite, qui fut suivi de symptômes constitutionnels de moyenne intensité. Je le vis à cette époque, et, comme un traitement avait déjà été commencé, je le lui fis continuer pendant trois mois.

« Depuis lors, je l'avais revu à diverses reprises, sans avoir jamais constaté de récidive. Il n'eut durant ce temps qu'une blennorrhagie. A la fin de mars 1862, il vint me consulter pour deux chancrelles (chancres simples), situées l'une à la place même occupée par la cicatrice de l'ancien chancre, l'autre à gauche du filet. Ces chancrelles d'aspect et de forme ordinaires, furent pansées par moi avec une solution de nitrate d'argent au *trentième*, et les choses avaient d'abord marché assez favorablement, lorsque le malade revint très-effrayé, chez moi, le 20 avril.

» Depuis trois jours, en effet, un changement notable s'était opéré : à la marche rapidement excavante des ulcères, à la couche pultacée, jaunâtre, qui adhérait à leur fond, on reconnaissait un phagédénisme des plus envahissants.

» A part quelques excès alcooliques récents, aucun motif ne pouvait rendre compte de ce nouvel état. J'ordonnai au malade de garder le lit, de prendre un seul bain, puis, de panser les ulcères cinq fois par jour avec un mélange de plus en plus concentré d'eau et d'alcoolé de Guaco. Le 23, le malade se présente chez moi, plus effrayé que jamais. Malgré l'exactitude des pansements, en dépit du repos gardé, les plaies se sont démesurément agrandies. Celle du reflet a creusé d'un centimètre en trois jours : la couche pultacée, épaisse, qui en tapisse le fond prouve que le travail érosif n'est rien moins que limité, ses bords sont rouges et tuméfiés ; la fièvre se prononce, l'inappétence se déclare. »

« J'ai alors la pensée de m'informer où le malade s'est procuré l'alcoolé de Guaco prescrit ; et il m'apprend qu'il lui a été délivré par *un des meilleurs pharmaciens de notre ville qui l'a préparé devant lui* (1).

» Sans rien dire, j'envoie immédiatement chercher à la pharmacie André un flacon de l'*alcoolé de Guaco*, de M. Pascal, et je recommande à mon client de ne plus se servir que de celui-là, en l'employant de la même manière que précédemment. »

(1) Cette préparation *immédiate*, signalée par la loyauté de M. le docteur Diday, explique d'avance les insuccès que plus d'un praticien pourrait rencontrer et attribuer à l'*alcoolé de Guaco*, préparé et vulgarisé par nous. C'est pour prévenir des abus de ce genre, malheureusement trop fréquents, que nous avons voulu fournir nous-mêmes, durant cinq ans, toute la quantité de cet alcoolé nécessaire à l'expérimentation la plus complète dans les hôpitaux. Nous en avons mis gratuitement à la disposition des expérimentateurs pour leur clientèle, et nous continuerons à en faire parvenir à messieurs les chirurgiens qui voudront bien nous en faire la demande à titre d'essai, ou pour des malades réellement indigents.

Heureux, si nous parvenons à limiter les falsifications, et à prévenir ainsi les mécomptes des médecins et des malades.

Note de M. Pascal.

» Le 29, le malade est revenu, satisfait, cette fois, de la prompte amélioration survenue dans son état. En cinq jours, en effet, l'aspect des plaies est devenu tout différent; la couche jaune pultacée n'existe plus; dans plus des trois quarts de la surface chancrelleuse, la coloration, d'un rouge vif, annonce une réparation commencée et prochainement complète. Plus de gonflement inflammatoire ambiant, plus de fièvre; l'appétit, la gaieté de retour, marquent de la manière la plus significative l'heureuse modification, synonyme de guérison obtenue par l'emploi du précieux topique.

» *Docteur P. DIDAY*, rédacteur en chef de la *Gazette médicale de Lyon.* »

A l'hôpital du Midi et à l'hôpital de Lourcine, où la bienveillance éclairée et l'obligeance de MM. Cullérier et Ad. Richard nous a permis de suivre à plusieurs reprises, et pendant longtemps, les effets de l'alcoolé de Guaco, nous avons pu constater qu'avec ce mode de pansement, employé dès le début, les cas d'insuccès contre les chancres mous constituaient une assez rare exception.

Contre le phagédénisme rebelle, le service de M. Cullérier nous a fourni trois cas où l'alcoolé de guaco était, comme les autres agents, y compris le fer rouge, impuissant à arrêter la marche de l'ulcération. Nous avons cherché dans les antécédents des malades, et nous n'avons pas tardé à trouver l'explication de cet insuccès. Nous avons pu constater que la contagion remontait à plusieurs années, que le phagédénisme était le résultat d'une anémie générale et profonde, plutôt qu'une déviation accidentelle dans la marche du chancre. Il a été également démontré pour nous que la plupart de ces malades avaient été intempestivement soumis à un traitement mercuriel longtemps administré.

Et, en effet, lorsque par un régime tonique et reconstituant, l'état général a pu être amélioré, le phagédénisme s'est toujours rapidement guéri. M. le docteur Belhomme, alors interne de M. Cullérier, qui suivait avec beaucoup de soin les applications de l'alcoolé de Guaco, et, qui, par ses études spéciales, pouvait apprécier la valeur du médicament, signale lui-même les résultats obtenus dans le service de M. Cullérier.

Dans sa thèse inaugurale, aussi remarquable par les observations qui s'y trouvent consignées, que par la justesse des opinions émises, M. Belhomme dit :

« A propos des pansements consécutifs aux cautérisations du chancre phagédé-
» nique, je dois signaler, ici, un topique peu connu encore, mais qui a déjà rendu
» de véritables services : c'est l'*alcoolé de Guaco.*

« Retiré d'une plante de la famille des Synanthérées, ce produit à été vulgarisé
» dans ces derniers temps par M. Pascal. (Du GUACO *et de ses effets curatifs et*
» *prophylatiques in* 8°; PARIS, *chez* J. B. BAILLÈRE 1860). Le mode d'emploi de ce
» topique est fort simple, on peut l'employer pur ou étendu d'eau. Sans admettre
» la spécificité que l'auteur accorde à ce médicament contre le virus chancreux,
» je crois qu'il est fort utile, et que son emploi est appelé à rendre de véritables
» services dans la thérapeutique des affections vénériennes.

« Dans le chancre phagédénique, par exemple, il remplace avec avantage le
» vin aromatique et tous les autres topiques, détersifs ou astringents. Sous son
» influence on voit rapidement la plaie bourgeonner et rendre un aspect ver-
» meil.

» DOCTEUR L. BELHOMME, *(Du chancre phagédénique et de son traitement.)*

» THÈSE DE PARIS, 1862. »

Pendant que ces expériences se complétaient à l'hôpital du Midi, M. le docteur Ad. Richard prescrivait le *guaco,* dans son service de Lourcine, contre la vaginite rebelle et dans plusieurs cas de bubons virulents largement ulcérés.

Voici le résumé des observations et l'appréciation que nous devons à l'obligeance de ce savant observateur :

Première observation.

La nommée B. est entrée à l'hôpital de Lourcine le 27 avril dernier pour une vaginite rebelle; elle occupe le n° 7 de la salle Saint-Alexis.

Du 27 avril au 24 juin (*durant deux mois*), la malade est soumise aux tamponnements de *glycérolé de tannin* : les effets généralement très-prompts de cette médication sont à peine sensibles.

Le 24 juin, on a recours aux tampons de guaco étendu de glycérine (parties égales).

Le 26, la sécrétion diminue et change rapidement de nature. On observa, après un premier tamponnement, une légère exfoliation de la muqueuse vaginale. Le sujet n'accuse aucune douleur. On continue le guaco jusqu'au 3 juillet; à cette époque, la malade est en bon état et quitte l'hôpital.

L'ACTION DÉTERSIVE ET ASTRINGENTE DES PANSEMENTS AU GUACO A ÉTÉ PLUS ACTIVE QUE CELLE DES AGENTS PRÉCÉDEMMENT EMPLOYÉS.

Deuxième observation.

La malade V. est entrée à Lourcine le 1er juin, au n° 8 de la même salle pour y être traitée d'une vaginite ancienne.

Du 1er juin au 1er juillet, prescription des tampons de glycérine et de tannin avec deux jours de repos par semaine, et suspension complète de tamponnements pendant les règles. Le 1er juillet, l'écoulement est toujours abondant. Prescription des tampons de guaco jusqu'au 26 juillet, avec les intervalles de repos déjà indiqués.

Le 26 juillet, la malade quitte l'hôpital dans un état satisfaisant.

Troisième observation.

La nommée H. est entrée à Lourcine, salle Saint-Alexis, le 28 avril, tuberculeuse et profondément anémique. L'examen de la malade permit de constater l'existence de plaques muqueuses et d'une vaginite aiguë.

Application, au moyen d'un pinceau, d'une solution de nitrate d'argent à parties égales sur les plaques muqueuses. Contre la vaginite, tampons, au *glycérolé de tannin* jusqu'au 24 juin (c'est-à-dire pendant deux mois).

Le 24 juin, l'écoulement est toujours abondant. Emploi du guaco.

Le 2 juillet, le vagin est rouge, dépouillé de l'épithélium; on aperçoit au col quelques légères exulcérations. — Suspension des tampons de guaco, tampons de précaution durant trois jours. — Le 10 juillet, la malade prétend ne plus conserver de trace d'écoulement. Elle quitte le service le 14, à cause de son état tuberculeux. On ne peut affirmer la guérison, mais le vagin est en bon état.

Nota. — Cette malade revient à l'hôpital, dans la même salle, peu de jours après sa sortie, pour un abcès de la glande vulvo-vaginale du côté droit. Le 5 septembre, rien n'est encore apparu du côté du vagin ; l'affection tuberculeuse fait des progrès; mais la guérison de la vaginite est pleinement confirmée.

Quatrième observation.

La malade R... est entrée à Lourcine le 11 mai, au n° 13 de la salle Saint-Alexis. On constate une vaginite aiguë. Cautérisation avec la solution au nitrate d'argent. Le 14 mai, tampons de glycérine et de tannin continués jusqu'au 1er juillet, avec deux intervalles de repos. Le 1er juillet, col sain, muqueuse vaginale pâle, écoulement assez abondant. On prescrit les tampons de guáco. Suspension au bout de 3 jours à cause des règles. Le 15 juillet, reprise des tampons de guaco ; on les continue jusqu'au 22, époque où la malade étant en bon état, on suspend toute médication.

On a pareillement employé le guaco chez plusieurs autres malades occupant à Lourcine les n°s 30, 15, 13 et 16 (salle Saint-Bruno), et les n°s 14 et 45 (salle Saint-Alexis), dans les diverses applications contre la vaginite ou contre des bubons virulents et des chancres mous étendus, l'alcoolé de guaco a donné des résultats prompts et satisfaisants.

Après le succès bien constaté de toutes ces expériences, M. le docteur Richard nous exprima son opinion sur le guaco dans les termes suivants :

« Mon cher monsieur Pascal,

« Nous avons assez largement employé le guaco dans mon service de Lourcine pour que nous puissions désormais être fixés sur son efficacité.

« LE FAIT EST QUE C'EST UN EXCELLENT TOPIQUE.

« Dans la vaginite, l'emploi des tampons de glycérolé reste ma pratique de prédilection ; mais souvent on éprouve le besoin de changer, parce que la muqueuse vaginale finit par s'habituer au pansement toujours le même.

« Le guaco me paraît alors tout à fait indiqué.

« Dans les chancres mous un peu étendus, les chancres serpigineux, les syphilides tardives ulcérées, les bubons virulents, le *guaco* me paraît remplacer avantageusement le vin aromatique. J'ajoute que son emploi paraît peu douloureux.

« Paris, 12 septembre 1861.

« D^r AD. RICHARD,

« Chirurgien des hôpitaux, agrégé à la Faculté
« de médecine, etc., etc. »

Aux observations que nous avons enregistrées, viennent se joindre les faits suivants, recueillis par M. le docteur Bérenger, chirurgien distingué de la marine impériale.

Obtenus sur des marins, durant plusieurs voyages, ces nouveaux résultats ont mis hors de doute l'efficacité du GUACO, contre la *balanoposthite, l'urétrite aiguë* ou *chronique*, et dans le pansement *du chancre et du bubon*. Ils démontrent péremptoirement, et ceci est de la plus haute importance, que l'action de ce topique est toujours régulièrement la même, quels que soient le climat et les occupations auxquelles les malades se trouvent soumis.

Première observation.

Le nommé D., matelot de 3e classe, aide de cuisine à bord, âgé de vingt ans, de tempérament lymphatique, se présente à la visite le 3 mai 1862, huit jours après un coït suspect.

Porteur d'un phymosis congénital, il ne peut, en temps ordinaire, mettre à nu qu'une petite portion du gland. Aujourd'hui (3 mai), le prépuce est gonflé et œdémateux ; il présente un capuchon informe très-douloureux, emprisonnant complétement le gland. Par l'orifice prépucial s'écoule un liquide purulent, verdâtre, tachant fortement le linge.

Le toucher fait percevoir une dureté marquée et bien circonscrite sur le côté droit du prépuce. Émission de l'urine très-douloureuse. Il est très-facile de diagnostiquer une balanoposthite aiguë, intense, et un chancre induré de la face interne du prépuce.

Je prescris : injections trois fois par jour entre le prépuce et le gland, avec une solution d'alcoolé de guaco, au quart (alcoolé, 1 p., eau, 4 p.). Douleur très-supportable.

Le 4 mai, le gonflement œdémateux est bien moindre ; on découvre le chancre préputial, et celui-ci est touché avec l'alcoolé de guaco pur. Sensation de brûlure assez vive ; continuation des injections *ut supra*.

Le 5 mai, le gonflement a disparu, l'écoulement préputial est presque limpide et très-peu abondant, la surface du chancre est rosée. Même traitement.

Le 6 mai, muqueuse balanoposthique rosée et saine. D. découvre, comme à l'ordinaire, la moitié de son gland, et le chancre est en voie de réparation.

Les 7 et 8 mai, cicatrisation du chancre ; retour de la muqueuse à l'état normal.

Cinq jours seulement ont suffi pour triompher de la balanoposthite et de ses complications.

Deuxième observation.

B..., âgé de vingt-deux ans, complexion ordinaire, bonne constitution, se présente à la visite du 5 mai, quatre jours après un coït suspect.

Balanoposthite générale avec quelques points réellement ulcérés à la rainure du gland. Je prescris : *lotions à l'alcoolé de guaco, 1 p., eau, 4 p. mêlées*. Sensation de chaleur à peine perceptible. On touche avec l'alcoolé pur les ulcérations ; douleur légère. On pratique dans la journée trois autres lotions au quart, *ut supra*.

Le 6 mai, l'irritation est moindre.

Le 7 mai, guérison presque complète. Lotions au huitième trois fois par jour.

Le 8 mai, B... est complétement guéri ; il n'a plus besoin que des soins ordinaires de propreté.

Conclusion. Il me paraît prouvé que la guérison, si rapide et si complète, de ces deux balanoposthites est due à *l'alcoolé de guaco.*

En trois jours, en effet, dans les deux cas, la muqueuse balanoposthique a recouvré son état normal. Je crois que l'alcoolé de guaco étendu au quart, puis au huitième, mieux que beaucoup, mieux même que la plupart des moyens que j'avais employés jusqu'ici en pareille circonstance (solutions astringentes de sulfate de zinc, d'acétate de plomb, d'alun, de tannin, de nitrate d'argent, de sulfate de cuivre, d'iode, etc., etc.), a répondu à mon attente.

Il me semble que l'alcoolé de guaco peut se placer, quant à son action topique, de pair avec les solutions de bichlorure de mercure, l'alcoolé au quart répondant à la solution de 0,25 de bichlorure pour 30 grammes d'eau.

Quant au chancre de D..., je crois également devoir attribuer sa réparation rapide à l'alcoolé de guaco. En effet, pendant cette expérience, je traitais par les moyens ordinaires (cautérisation au nitrate d'argent et vin aromatique) un autre matelot porteur de chancres pris sur la même femme, et ces derniers n'ont été cicatrisés que le 18 mai, *c'est-à-dire dix jours plus tard.*

Troisième observation.

Le nommé C..., matelot de troisième classe, vingt-deux ans, bonne constitution, porteur d'une uréthrite aiguë datant de la veille et survenue quatre jours après le coït.

Le 6 mai, moyenne intensité ; injections au quart, sensation modérée de brûlure. Même injection le soir ; bains émollients, repos ; exemption de travail et suppression des excitants.

Le 7 mai, écoulement épais et blanc, douleur pendant la miction ; deux injections, bains locaux émollients.

Le 8 mai, moins de douleur pendant la miction ; l'écoulement verdit moins le linge. — 9 et 10 mai, amélioration marquée, mêmes injections.

Le 12 mai, écoulement réduit à un léger suintement incolore, mêmes injections. C... reprend son service et l'usage du vin. — 15 mai, guérison complète. Le sujet s'observe pendant plusieurs jours, la guérison ne se dément pas.

Quatrième observation.

D..., matelot, vingt-trois ans, uréthrite semblable à la précédente. Mêmes conditions, même traitement ; guérison du 8 au 20. Le 30, la guérison ne s'est pas démentie.

Cinquième observation.

Le nommé M***, 22 ans, lymphatique, ayant eu précédemment deux uréthrites bien soignées et guéries. Il vient à ma visite le 4 mai, l'excitation de la reprise de la mer a fait reparaître un écoulement épais, blanc, abondant, ne causant aucune douleur. — Injections d'alcoolé de *guaco* et d'eau à parties égales. Sensation de chaleur assez prononcée. — Léger mouvement d'acuité imprimé à l'écoulement. L'injection est répétée le lendemain. — Le surlendemain, elle est remplacée par trois injections quotidiennes d'alcoolé au 1/6.

Le 15 mai, guérison parfaite, qui ne s'est point démentie.

Sixième observation.

Le nommé X***, âgé de trente-cinq ans, tempérament sanguin, est dans les mêmes conditions que le précédent ; première prescription de l'alcoolé de *guaco* le 6 mai, guérison complète le 28 mai.

CONCLUSION.

Voilà *deux uréthrites aiguës*, de moyenne intensité, et *trios uréthrites*, qu'on pourrait appeler *sub-aiguës*, traitées par l'alcoolé de *guaco*. Dans les cinq cas, j'ai eu beaucoup à me louer du médicament.

Lorsque je l'ai appliqué à la blennorrhagie commençante et franche, son premier effet a été de diminuer, puis de tarir l'écoulement, en faisant simultanément céder la douleur et la congestion uréthrale. *Son emploi est peu douloureux, quoique amendant vite, bien, et sûrement les accidents.*

Dans les trois uréthrites *sub-aiguës* que j'ai traitées par l'alcoolé de *guaco*, la première action de l'injection a été d'imprimer un peu d'acuité aux symptômes ; il a produit une légère excitation de la muqueuse, excitation modérée et très-désirable, puisqu'elle a été chaque fois suivie aussitôt d'un amendement très-grand.

Il est vrai, que pour ces uréthrites, comme pour les balanoposthites dont j'ai parlé, cinq observations seraient complétement insuffisantes pour justifier de tout point une opinion ; cependant, en ajoutant ces observations aux chiffres consignés par d'autres expérimentateurs, il ne paraît pas hasardé de dire *que le guaco est appelé à rendre de très-réels services dans la thérapeutique des écoulements uréthraux.*

Pour ma part, je suis porté à le préférer de beaucoup à la pléiade des injections astringentes, détersives, toniques, etc., etc., minérales ou végétales, que j'ai employées jusqu'à ce jour.

Septième observation.

Le nommé M***, matelot-chauffeur, âgé de 23 ans, lymphatique, se présente à ma visite le 2 mai, huit jours après un dernier coït. Il porte, depuis deux jours, au côté droit du gland, un chancre induré d'environ 2 millimètres de diamètre. Un second chancre sur le frein et un troisième dans la rainure du gland. Engorgement des ganglions dans l'aine droite. On touche les chancres avec l'alcoolé de *guaco* pur. — Pansement avec de la charpie trempée dans le même liquide.

Le 4 mai, le chancre de gauche a meilleur aspect. Inflammation de l'aine. Même traitement pour les chancres, cataplasmes sur le bubon.

Le 8 mai, le chancre de gauche est cicatrisé, les autres marchent plus lentement vers la cicatrisation. — Le bubon arrive à suppuration.

Le 10 mai, sous l'influence de la médication précitée, les chancres sont tout à fait modifiés.

Le 15 mai, cicatrisation des chancres, ouverture du bubon qui laisse échapper une grande quantité de matière épaisse et louche. — Décollement étendu, injection de *guaco* au quart, sensation très-supportable de cuisson. — Cataplasme.

Le 16, 17, 18 mai, mêmes injections. — *Le bubon suppuré se cicatrise comme un abcès simple.*

Le 25 mai, cicatrisation complète. — Reprise du service par le malade le 30 mai.

Huitième observation.

R***, matelot de 3ᵉ classe, 24 ans, lymphatique, trois chancres superficiels, pas d'engorgement de l'aine. — Mise du malade en traitement, le 4 mai; le 8, modification; cicatrisation, le 15 mai.

CONCLUSION.

Comme agent topique, le *guaco* m'a paru excellent contre les chancres. — Mais c'est surtout en injections dans le bubon, qu'il m'a fourni les résultats les plus imprévus. Pas de réaction générale ou locale consécutive à l'injection, retrait naturel de la poche purulente, comme dans un abcès simple, voilà ce qu'il me paraît avoir produit. De plus, je lui crois une puissante action, bien digne d'être étudiée avec grand soin, comme agent de modification de toutes les surfaces purulentes, plaies ou poches pyogéniques, simples ou virulentes.

Docteur BÉRENGER,
Chirurgien de la marine impériale.

Le Havre, 12 juillet 1862.

Observation du docteur CHAUMÉRY.

E. M***, employé au chemin de fer de la Méditerranée, se présente à mon cabinet le 26 mars 1862. Il est porteur de larges ulcérations, occupant l'une l'amygdale droite, l'autre le pilier antérieur du voile du palais du côté gauche; la première des ulcérations se développe plus en largeur, la seconde plus en longueur.

Depuis plusieurs mois, le malade suit un traitement antisyphilitique. A la suite d'un chancre de la verge, il a pris 80 pilules de Ricord. Deux mois après, les ulcérations de la gorge, dont il est question, sont apparues.

Le malade est alors soumis a un traitement par l'iodure de potassium, jusqu'à la dose de 4 grammes par jour. Il usait en même temps d'un gargarisme de bichlorure de mercure. Ce traitement amène un peu d'amélioration, qui ne persiste pas. C'est alors que le malade se présente à mon cabinet, fatigué et ennuyé de l'insuccès de son traitement.

C'était le 26 mars. L'iodure de potassium est continué à l'intérieur, mais à plus faible dose (30 centigrammes par jour). Je touche toutes les ulcérations avec le *guaco* pur. De plus je fais gargariser le malade, quatre fois par jour, avec une solution de *guaco* au dixième. Au bout de quelques jours, je constate une amélioration notable; le malade ne souffre plus au passage des aliments.

Le 10 avril, il ne reste plus des ulcérations qu'un peu de rougeur à la place qu'elles occupaient. Les gargarismes sont continués et la guérison complète s'est bientôt effectuée sans récidives.

Docteur CHAUMÉRY.

Voici le résultat des expériences suivies assidûment par M. le docteur Calvo, médecin en chef de la Conciergerie, à son dispensaire de la cité Trévise, et dans sa pratique de ville.

On verra que dans les emplois divers que notre excellent ami a bien voulu faire des préparations de *guaco*, les résultats ont été parfaitement identiques à ceux qui nous ont été signalés par tous les expérimentateurs.

« Paris, le 24 décembre 1862.

    « Mon cher Pascal,

« Selon votre désir, je m'empresse de vous faire connaître brièvement le résultat de mes expériences avec l'ALCOOLÉ et l'HYDROLÉ de GUACO.

« J'ai employé, tant dans ma clientèle privée qu'à mon dispensaire de la CITÉ TRÉVISE, l'alcoolé de *guaco*, pour combattre la *blennorrhagie à l'état chronique*, et j'ai obtenu de très-bons effets de l'injection suivante :

    Eau   90 grammes.
    Alcoolé de *guaco*   10 grammes.

« J'ai eu aussi recours à l'alcoolé de *guaco* pour le pansement d'ulcérations primitives, et, dans deux cas d'adénites suppurées compliquées de phagédénisme; sous l'heureuse influence de ces pansements, la suppuration a promptement tari, et les plaies se sont avantageusement modifiées.

« Quant à l'*hydrolé de guaco*, je n'ai eu qu'à me louer des bons résultats que j'ai obtenus toutes les fois que je l'ai prescrit en injections contre le *catarrhe utérin*.

« Je crois donc, mon cher Pascal, que vos préparations de *guaco* sont appelées à occuper une place importante dans la thérapeutique *spéciale* et dans les prescriptions de l'*hygiène*.

« D. CALVO, D. M. P.

« *Médecin en chef de la Conciergerie, inspecteur des eaux minérales, etc.* »

OPINION DU DOCTEUR Ph. RICORD.

Pour clore définitivement cette longue série d'expériences sur la valeur de l'alcoolé de guaco, comme agent thérapeutique, dans le pansement des ulcérations compliquées de phagédénisme, nous citerons l'autorité du docteur Ricord. On verra que l'appréciation de l'éminent professeur ne diffère en rien de celle exprimée par ses confrères ou ses disciples, qu'elle est de tout point favorable à notre alcoolé.

« J'ai employé l'*alcoolé de Guaco*, comme moyen de pansement, dans des cas d'ulcérations compliquées de phagédénisme et j'ai retiré de bons effets de cette préparation.

« Les ulcérations se sont le plus souvent assez rapidement détergées, la suppuration est devenue moins abondante, de bonne nature, et le travail de réparation s'est bientôt établi.

« *Ce mode de pansement peut donc être mis à côté des meilleurs détersifs et peut même l'emporter dans certaines circonstances.*

« Paris, le 23 décembre 1862.

« RICORD. »

A M. N. Pascal, rue Monsieur-le-Prince, 33.

CONCLUSIONS

Les observations citées dans ces Mémoires nous interdisent toute conclusion personnelle.

Que pourrions-nous ajouter à la parole de MM. Ricord, Diday, Costilhes, Melchior Robert? aux relations des nombreuses expériences positives de MM. Bauchet, Ad. Richard, Galligo, etc., déterminant les services que l'*alcoolé de guaco*, formulé par nous, peut rendre à la thérapeutique et à l'hygiène?

Nous avons cité la communication verbale de M. Lagneau fils, les faits recueillis par les docteurs Bérenger, Calvo, etc.; nos lecteurs ont pu voir qu'il avait suffi de prescrire le *guaco*, pour obtenir des résultats constamment analogues, généralement positifs. Nous aurions pu transcrire un nombre plus considérable d'observations, appartenant toutes à des praticiens distingués, entr'autres, celles du savant docteur Grilli, chirurgien en chef de l'hôpital Saint-Antoine, à Livourne. Mais à quoi bon accumuler tant de faits, lorsqu'ils se bornent à confirmer les mêmes résultats sans ajouter à notre travail aucun aperçu nouveau ?

Il reste donc cliniquement démontré :

1° Que l'alcoolé de *guaco* peut être très-utilement employé en chirurgie, dans les phlegmons diffus en suppuration, les érysipèles gangréneux, les ulcères variqueux, les plaies de mauvaise nature, pseudo-membraneuses et virulentes ;

2° Que l'on prescrira cet agent, avec un succès également certain, dans diverses formes des maladies vénériennes, contre la blennorrhagie aiguë et chronique, la balanoposthite, le chancre mou et ses complications ; enfin, dans le bubon virulent suppuré, contre les syphilides tardives ulcérées et le phagédénisme rebelle ;

3° Chez la femme, il est permis d'affirmer que la matière médicale ne possède aucun agent, susceptible de triompher d'une façon aussi prompte que l'*alcoolé et l'hydrolé de guaco*, des sécrétions pathologiques des organes génito-urinaires, uréthrites, vaginites, et des érosions ou ulcérations du col, leucorrhées, etc.;

4° Contre l'ophthalmie purulente ou blennorrhagique, si dangereuse par ses conséquences et si difficile à enrayer dans sa marche, M. Bauchet et d'autres chirurgiens après lui, ont pu constater l'action sûre et rapidement efficace de l'alcoolé de *guaco*.

Nous continuerons nos recherches pour déterminer dans quelles autres maladies l'*alcoolé* et le vin *de guaco* peuvent servir comme agents thérapeutiques.

Comme par le passé, nous aurons recours à la haute bienveillance, à la supériorité de lumières des praticiens qui nous ont fourni les éléments nombreux qui composent la partie expérimentale de notre travail. Ainsi, les faits cliniques que nous signalerons à l'attention des médecins, conserveront toujours le caractère d'autorité et de certitude si nécessaire en thérapeutique. Ces caractères, il faut le reconnaître, manquent souvent aux travaux les plus consciencieux, lorsque les faits qui servent de base à ces travaux sont recueillis par un même observateur, dans un même champ d'expérimentation.

N. PASCAL (des Basses-Alpes).

LAGNY. — TYPOGRAPHIE DE A. VARIGAULT.

www.ingramcontent.com/pod-product-compliance
Ingram Content Group UK Ltd.
Pitfield, Milton Keynes, MK11 3LW, UK
UKHW021147140726
13695UKWH00005B/1982